U0273303

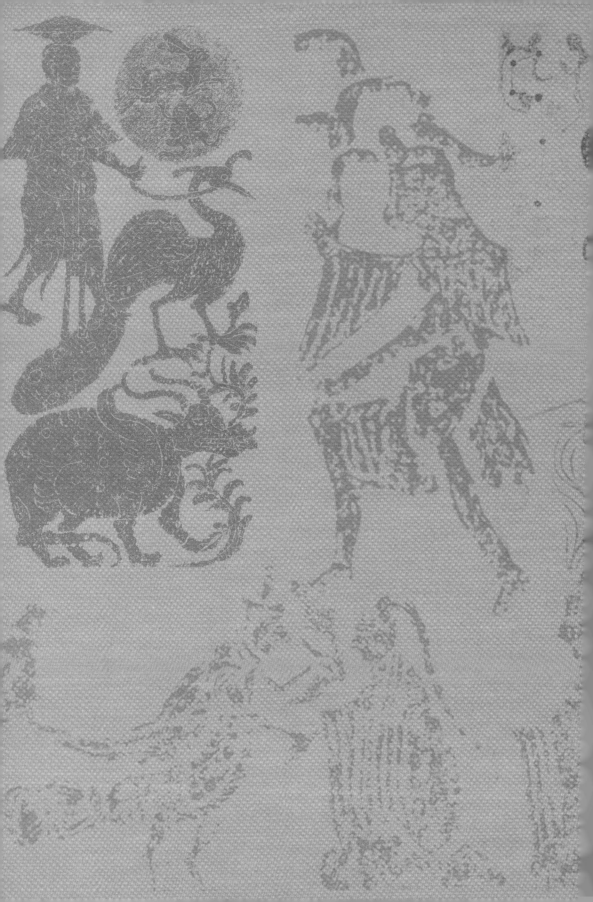

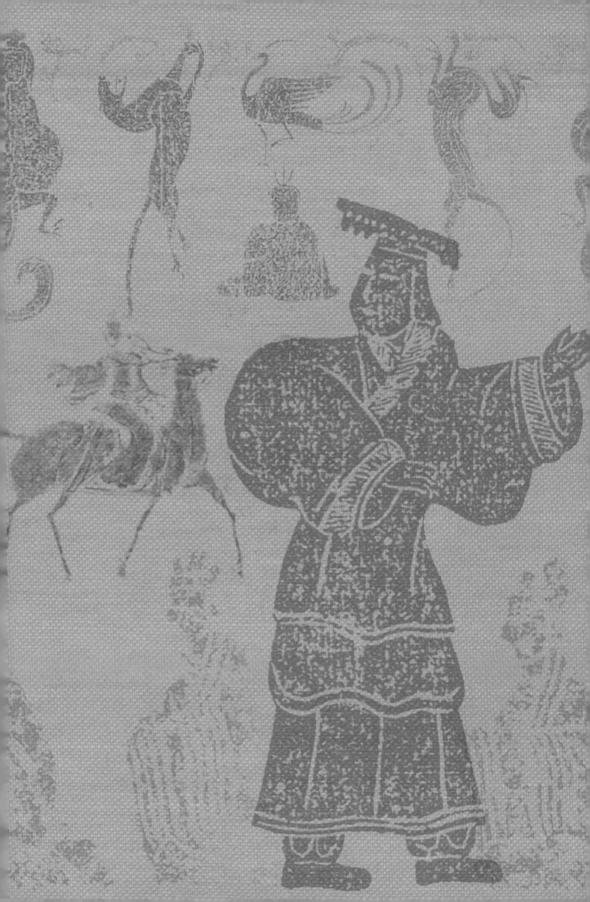

中国古医籍整理丛书

察 病 指 南

宋·施发 撰

吴承艳 任威铭 校注

中国中医药出版社

·北 京·

图书在版编目（CIP）数据

察病指南/（宋）施发撰；吴承艳，任威铭校注 . —北京：中国
中医药出版社，2015. 12（2021.12重印）
（中国古医籍整理丛书）
ISBN 978 - 7 - 5132 - 3057 - 5

Ⅰ. ①察…　Ⅱ. ①施…　②吴…　③任…　Ⅲ. ①诊法 - 中国 -
宋代　Ⅳ. ①R241. 2

中国版本图书馆 CIP 数据核字（2015）第 316480 号

中国中医药出版社出版

北京经济技术开发区科创十三街31号院二区8号楼
邮政编码　100176
传真　010 64405721
廊坊市祥丰印刷有限公司印刷
各地新华书店经销

*

开本 710×1000　1/16　印张 5.75　字数 23 千字
2015 年 12 月第 1 版　2021 年 12 月第 2 次印刷
书　号　ISBN 978 - 7 - 5132 - 3057 - 5

*

定价　18. 00 元
网址　www. cptcm. com

服务热线　010 64405510
购书热线　010 64065415　010 64065413
微信服务号　zgzyycbs
书店网址　csln. net/qksd/
官方微博　http://e. weibo. com/cptcm
淘宝天猫网址　http://zgzyycbs. tmall. com

国家中医药管理局
中医药古籍保护与利用能力建设项目
组织工作委员会

主 任 委 员 王国强

副 主 任 委 员 王志勇　李大宁

执行主任委员 曹洪欣　苏钢强　王国辰　欧阳兵

执行副主任委员 李　昱　武　东　李秀明　张成博

委　　　　员

各省市项目组分管领导和主要专家

　　（山东省）武继彪　欧阳兵　张成博　贾青顺

　　（江苏省）吴勉华　周仲瑛　段金廒　胡　烈

　　（上海市）张怀琼　季　光　严世芸　段逸山

　　（福建省）阮诗玮　陈立典　李灿东　纪立金

　　（浙江省）徐伟伟　范永升　柴可群　盛增秀

　　（陕西省）黄立勋　呼　燕　魏少阳　苏荣彪

　　（河南省）夏祖昌　刘文第　韩新峰　许敬生

　　（辽宁省）杨关林　康廷国　石　岩　李德新

　　（四川省）杨殿兴　梁繁荣　余曙光　张　毅

各项目组负责人

　　王振国（山东省）　王旭东（江苏省）　张如青（上海市）

　　李灿东（福建省）　陈勇毅（浙江省）　焦振廉（陕西省）

　　蔡永敏（河南省）　鞠宝兆（辽宁省）　和中浚（四川省）

项目专家组

顾　问　马继兴　张灿玾　李经纬

组　长　余瀛鳌

成　员　李致忠　钱超尘　段逸山　严世芸　鲁兆麟
　　　　郑金生　林端宜　欧阳兵　高文柱　柳长华
　　　　王振国　王旭东　崔　蒙　严季澜　黄龙祥
　　　　陈勇毅　张志清

项目办公室（组织工作委员会办公室）

主　任　王振国　王思成

副主任　王振宇　刘群峰　陈榕虎　杨振宁　朱毓梅
　　　　刘更生　华中健

成　员　陈丽娜　邱　岳　王　庆　王　鹏　王春燕
　　　　郭瑞华　宋咏梅　周　扬　范　磊　张永泰
　　　　罗海鹰　王　爽　王　捷　贺晓路　熊智波

秘　书　张丰聪

前　言

中医药古籍是传承中华优秀文化的重要载体，也是中医学传承数千年的知识宝库，凝聚着中华民族特有的精神价值、思维方法、生命理论和医疗经验，不仅对于传承中医学术具有重要的历史价值，更是现代中医药科技创新和学术进步的源头和根基。保护和利用好中医药古籍，是弘扬中国优秀传统文化、传承中医学术的必由之路，事关中医药事业发展全局。

1949 年以来，在政府的大力支持和推动下，开展了系统的中医药古籍整理研究。1958 年，国务院科学规划委员会古籍整理出版规划小组在北京成立，负责指导全国的古籍整理出版工作。1982 年，国务院古籍整理出版规划小组召开全国古籍整理出版规划会议，制定了《古籍整理出版规划（1982—1990）》，卫生部先后下达了两批 200 余种中医古籍整理任务，掀起了中医古籍整理研究的新高潮，对中医文化与学术的弘扬、传承和发展，发挥了极其重要的作用，产生了不可估量的深远影响。

2007 年《国务院办公厅关于进一步加强古籍保护工作的意见》明确提出进一步加强古籍整理、出版和研究利用，以及

"保护为主、抢救第一、合理利用、加强管理"的方针。2009年《国务院关于扶持和促进中医药事业发展的若干意见》指出，要"开展中医药古籍普查登记，建立综合信息数据库和珍贵古籍名录，加强整理、出版、研究和利用"。《中医药创新发展规划纲要（2006—2020）》强调继承与创新并重，推动中医药传承与创新发展。

2003～2010年，国家财政多次立项支持中国中医科学院开展针对性中医药古籍抢救保护工作，在中国中医科学院图书馆设立全国唯一的行业古籍保护中心，影印抢救濒危珍本、孤本中医古籍1640余种；整理发布《中国中医古籍总目》；遴选351种孤本收入《中医古籍孤本大全》影印出版；开展了海外中医古籍目录调研和孤本回归工作，收集了11个国家和2个地区137个图书馆的240余种书目，基本摸清流失海外的中医古籍现状，确定国内失传的中医药古籍共有220种，复制出版海外所藏中医药古籍133种。2010年，国家财政部、国家中医药管理局设立"中医药古籍保护与利用能力建设项目"，资助整理400余种中医药古籍，并着眼于加强中医药古籍保护和研究机构建设，培养中医古籍整理研究的后备人才，全面提高中医药古籍保护与利用能力。

在此，国家中医药管理局成立了中医药古籍保护和利用专家组和项目办公室，专家组负责项目指导、咨询、质量把关，项目办公室负责实施过程的统筹协调。专家组成员对古籍整理研究具有丰富的经验，有的专家从事古籍整理研究长达70余年，深知中医药古籍整理研究的重要性、艰巨性与复杂性，履行职责认真务实。专家组从书目确定、版本选择、点校、注释等各方面，为项目实施提供了强有力的专业指导。老一辈专家的学术水平和智慧，是项目成功的重要保证。项目承担单位山东中医药大学、南京中医药大学、上海中医药大学、福建中医药大学、浙江省中医药研究院、陕西省中医药研究院、河南省中医药研究院、辽宁中医药大学、成都中医药大学及所在省市中医药管理部门精心组织，充分发挥区域间互补协作的优势，并得到承担项目出版工作的中国中医药出版社大力配合，全面推进中医药古籍保护与利用网络体系的构建和人才队伍建设，使一批有志于中医学术传承与古籍整理工作的人才凝聚在一起，研究队伍日益壮大，研究水平不断提高。

本着"抢救、保护、发掘、利用"的理念，该项目重点选择近60年未曾出版的重要古医籍，综合考虑所选古籍的保护价值、学术价值和实用价值。400余种中医药古籍涵盖了医经、基础理论、诊法、伤寒金匮、温病、本草、方书、内科、外科、女科、儿科、伤科、眼科、咽喉口齿、针灸推拿、养生、医案医话医论、医史、临证综合等门类，跨越唐、宋、金元、明以迄清末。全部古籍均按照项目办公室组织完成的行业标准《中医古籍整理规范》及《中医药古籍整理细则》进行整理校注，绝大多数中医药古籍是第一次校注出版，一批孤本、稿本、抄本更是首次整理面世。对一些重要学术问题的研究成果，则集中收录于各书的"校注说明"或"校注后记"中。

"既出书又出人"是本项目追求的目标。近年来，中医药古籍整理工作形势严峻，老一辈逐渐退出，新一代普遍存在整理研究古籍的经验不足、专业思想不坚定等问题，使中医古籍整理面临人才流失严重、青黄不接的局面。通过本项目实施，搭建平台，完善机制，培养队伍，提升能力，经过近5年的建设，锻炼了一批优秀人才，老中青三代齐聚一堂，有效地稳定了研究队伍，为中医药古籍整理工作的开展和中医文化与学术的传承提供必备的知识和人才储备。

本项目的实施与《中国古医籍整理丛书》的出版，对于加强中医药古籍文献研究队伍建设、建立古籍研究平台，提高古籍整理水平均具有积极的推动作用，对弘扬我国优秀传统文化，推进中医药继承创新，进一步发挥中医药服务民众的养生保健与防病治病作用将产生深远影响。

第九届、第十届全国人大常委会副委员长许嘉璐先生，国家卫生计生委副主任、国家中医药管理局局长、中华中医药学会会长王国强先生，我国著名医史文献专家、中国中医科学院马继兴先生在百忙之中为丛书作序，我们深表敬意和感谢。

由于参与校注整理工作的人员较多，水平不一，诸多方面尚未臻完善，希望专家、读者不吝赐教。

国家中医药管理局中医药古籍保护与利用能力建设项目办公室
二〇一四年十二月

许 序

　　"中医"之名立，迄今不逾百年，所以冠以"中"字者，以别于"洋"与"西"也。慎思之，明辨之，斯名之出，无奈耳，或亦时人不甘泯没而特标其犹在之举也。

　　前此，祖传医术（今世方称为"学"）绵延数千载，救民无数；华夏屡遭时疫，皆仰之以度困厄。中华民族之未如印第安遭染殖民者所携疾病而族灭者，中医之功也。

　　医兴则国兴，国强则医强。百年运衰，岂但国土肢解，五千年文明亦不得全，非遭泯灭，即蒙冤扭曲。西方医学以其捷便速效，始则为传教之利器，继则以"科学"之冕畅行于中华。中医虽为内外所夹击，斥之为蒙昧，为伪医，然四亿同胞衣食不保，得获西医之益者甚寡，中医犹为人民之所赖。虽然，中国医学日益陵替，乃不可免，势使之然也。呜呼！覆巢之下安有完卵？

　　嗣后，国家新生，中医旋即得以重振，与西医并举，探寻结合之路。今也，中华诸多文化，自民俗、礼仪、工艺、戏曲、历史、文学，以至伦理、信仰，皆渐复起，中国医学之兴乃属必然。

迄今中医犹为国家医疗系统之辅，城市尤甚。何哉？盖一则西医赖声、光、电技术而于20世纪发展极速，中医则难见其进。二则国人惊羡西医之"立竿见影"，遂以为其事事胜于中医。然西医已自觉将入绝境：其若干医法正负效应相若，甚或负远逾于正；研究医理者，渐知人乃一整体，心、身非如中世纪所认定为二对立物，且人体亦非宇宙之中心，仅为其一小单位，与宇宙万象万物息息相关。认识至此，其已向中国医学之理念"靠拢"矣，虽彼未必知中国医学何如也。唯其不知中国医理何如，纯由其实践而有所悟，益以证中国之认识人体不为伪，亦不为玄虚。然国人知此趋向者，几人？

国医欲再现宋明清高峰，成国中主流医学，则一须继承，一须创新。继承则必深研原典，激清汰浊，复吸纳西医及我藏、蒙、维、回、苗、彝诸民族医术之精华；创新之道，在于今之科技，既用其器，亦参照其道，反思己之医理，审问之，笃行之，深化之，普及之，于普及中认知人体及环境古今之异，以建成当代国医理论。欲达于斯境，或需百年欤？予恐西医既已醒悟，若加力吸收中医精粹，促中医西医深度结合，形成21世纪之新医学，届时"制高点"将在何方？国人于此转折之机，能不忧虑而奋力乎？

予所谓深研之原典，非指一二习见之书、千古权威之作；就医界整体言之，所传所承自应为医籍之全部。盖后世名医所著，乃其秉诸前人所述，总结终生行医用药经验所得，自当已成今世、后世之要籍。

盛世修典，信然。盖典籍得修，方可言传言承。虽前此50余载已启医籍整理、出版之役，惜旋即中辍。阅20载再兴整理、出版之潮，世所罕见之要籍千余部陆续问世，洋洋大观。

今复有"中医药古籍保护与利用能力建设"之工程，集九省市专家，历经五载，董理出版自唐迄清医籍，都400余种，凡中医之基础医理、伤寒、温病及各科诊治、医案医话、推拿本草，俱涵盖之。

噫！璐既知此，能不胜其悦乎？汇集刻印医籍，自古有之，然孰与今世之盛且精也！自今而后，中国医家及患者，得览斯典，当于前人益敬而畏之矣。中华民族之屡经灾难而益蕃，乃至未来之永续，端赖之也，自今以往岂可不后出转精乎？典籍既蜂出矣，余则有望于来者。

谨序。

第九届、十届全国人大常委会副委员长

许嘉璐

二〇一四年冬

王 序

　　中医学是中华民族在长期生产生活实践中，在与疾病作斗争中逐步形成并不断丰富发展的医学科学，是中国古代科学的瑰宝，为中华民族的繁衍昌盛作出了巨大贡献，对世界文明进步产生了积极影响。时至今日，中医学作为我国医学的特色和重要医药卫生资源，与西医学相互补充、相互促进、协调发展，共同担负着维护和促进人民健康的任务，已成为我国医药卫生事业的重要特征和显著优势。

　　中医药古籍在存世的中华古籍中占有相当重要的比重，不仅是中医学术传承数千年最为重要的知识载体，也是中医为中华民族繁衍昌盛发挥重要作用的历史见证。中医药典籍不仅承载着中医的学术经验，而且蕴含着中华民族优秀的思想文化，凝聚着中华民族的聪明智慧，是祖先留给我们的宝贵物质财富和精神财富。加强对中医药古籍的保护与利用，既是中医学发展的需要，也是传承中华文化的迫切要求，更是历史赋予我们的责任。

　　2010 年，国家中医药管理局启动了中医药古籍保护与利用能力建设项目。这既是传承中医药的重要工程，也是弘扬优秀民族文化的重要举措，不仅能够全面推进中医药的有效继承和创新发展，为维护人民健康作出贡献，也能够彰显中华民族的璀璨文化，为实现中华民族伟大复兴的中国梦作出贡献。

相信这项工作一定能造福当今，嘉惠后世，福泽绵长。

国家卫生和计划生育委员会副主任

国家中医药管理局局长

中华中医药学会会长

王国强

二〇一四年十二月

马 序

新中国成立以来，党和国家高度重视中医药事业发展，重视古籍的保护、整理和研究工作。自 1958 年始，国务院先后成立了三届古籍整理出版规划小组，分别由齐燕铭、李一氓、匡亚明担任组长，主持制定了《整理和出版古籍十年规划（1962—1972）》《古籍整理出版规划（1982—1990)》《中国古籍整理出版十年规划和"八五"计划（1991—2000)》等，而第三次规划中医药古籍整理即纳入其中。1982 年 9 月，卫生部下发《1982—1990 年中医古籍整理出版规划》，1983 年 1 月，中医古籍整理出版办公室正式成立，保证了中医古籍整理出版规划的实施。2002 年 2 月，《国家古籍整理出版"十五"（2001—2005）重点规划》经新闻出版署和全国古籍整理出版规划领导小组批准，颁布实施。其后，又陆续制定了国家古籍整理出版"十一五"和"十二五"重点规划。国家财政多次立项支持中国中医科学院开展针对性中医药古籍抢救保护工作，文化部在中国中医科学院图书馆专门设立全国唯一的行业古籍保护中心，国家先后投入中医药古籍保护专项经费超过 3000 万元，影印抢救濒危珍、善、孤本中医古籍1640余种，开展了海外中医古籍目录调研和孤本回归工作。2010年，国家财政部、国家中医药管理局安排国家公共卫生专项资金，设立了"中医药古籍保护与利用能力建设项目"，这是继1982～1986年第一批、第二批重要中医药古籍整理之后的又一次大规模古籍整理工程，重点整理新中国成立后未曾出版的重要古籍，目标是形成并普及规范的通行本、传世本。

为保证项目的顺利实施，项目组特别成立了专家组，承担咨询和技术指导，以及古籍出版之前的审定工作。专家组中的许多成员虽逾古稀之年，但老骥伏枥，孜孜不倦，不仅对项目进行宏观指导和质量把关，更重要的是通过古籍整理，以老带新，言传身教，培养一批中医药古籍整理研究的后备人才，促进了中医药古籍保护和研究机构建设，全面提升了我国中医药古籍保护与利用能力。

作为项目组顾问之一，我深感中医药古籍保护、抢救与整理工作的重要性和紧迫性，也深知传承中医药古籍整理经验任重而道远。令人欣慰的是，在项目实施过程中，我看到了老中青三代的紧密衔接，看到了大家的坚持和努力，看到了年轻一代的成长。相信中医药古籍整理工作的将来会越来越好，中医药学的发展会越来越好。

欣喜之余，以是为序。

中国中医科学院研究员

马继兴

二〇一四年十二月

校注说明

施发，字政卿，号桂堂，永嘉（今属浙江）人，生卒年不详。早年习儒，兼习医术，中年后弃科举而专意于医，撰《察病指南》《续易简方论》，另有《本草辨异》，已佚。

《察病指南》成书于南宋淳祐元年（1241），内容以脉学为主，兼及听声、察色、考味等诊法，简洁明要，通俗易懂，为现存较早且有一定影响的诊断学专著。

《察病指南》早期刊本已不可见。该书于日本江户时期传入日本，版本不详。据《中国中医古籍总目》，《察病指南》有两种日本江户重刻本，一为日本正保三年（1646）中野小左卫门刻本，二为日本庆安二年（1649）林甚右卫门刻本，另有无出版标记日本刊本一种。国内则仅有1924年《三三医书》铅印本和1926年中华新教育社本；另有抄本一种。

本次整理，以日本正保三年中野小左卫门刻本为底本，日本庆安二年林甚右卫门刻本（简称"庆安本"）、《三三医书》铅印本（简称"三三本"）、1926年中华新教育社本（简称"新教本"），同为校本。校注中遵循以下原则：

1. 采用现代汉语简化字，并加新式标点。

2. 底本中异体字改为正体字，如"瘶"改为"瘪"，"煖"改为"暖"，"覩"改为"睹"等，不出注。

3. 底本中古字改为今字，如"藏"改为"脏"，"府"改为"腑"等，不出注。

4. 底本中可以确定的讹字，据校本或他校资料改正并出校。尚有疑义者不改出校。

5. 底本中引用前代文献，酌情注明出处。

6. 底本中疑难生僻字词，首见时予以注释。疑难字以汉语拼音加直音字注音。

7. 底本中表示方向的"右""左"，分别改为"上""下"，不出校记。

8. 凡所引古籍亡佚，原文无从查考者，于首见处予以说明。

9. 底本中33种脉象图单独起行按底本顺序分别插入。

序

　　能医人多矣，能使人皆能医人不多也。盖以医医人有限，以医教人无穷。施桂堂察病证，有书曰《指南》，考本草，有书曰《辨异》，而《续易简》又有方有论。桂堂之心，使人人知有此书、此方、此论也，不特自能医人，且欲人莫不能医人。视碌碌辈曰秘方，曰家藏方，小智自私，靳①不示人，心之广狭盖可见。

淳祐丙午②正月中瀚③澹齐赵崇贺④书

---

① 靳（jìn 近）：吝惜。
② 淳祐丙午：宋理宗淳祐六年，即 1246 年。
③ 中瀚：中旬。亦称"中浣"。
④ 赵崇贺：浙江瑞安县人，南宋嘉定四年（1211）辛未科进士。

序

　　七月既望①，祷雨获应。翌日，皂史②递诗筒③来，睨④而视之，乃岘山施君⑤为喜雨作也，语意伟健，有宰官寻痛声之句，其知予忧民之忧者欤？越数日，又以裒类⑥医书出示，议论可观，非儒而医不能也。予未尝学医，未尝无活人之心，为邑于斯⑦，每访民间疾苦，思有以起其危，日夜懔懔⑧，用药不同而用心同，其相与勉之。

淳祐乙巳⑨良月⑩冀邸赵与慤⑪书

---

　　① 既望：古时以每月十五日为"望"，"望"后一日为"既望"，即十六日。

　　② 皂史：皂隶，官府中的差役。史，官府佐吏。

　　③ 诗筒：宋人以软帛书写信件，然后装在筒中递送。

　　④ 睨：斜着眼睛看。

　　⑤ 施君：指作者施发。

　　⑥ 裒（póu 抔）类：收集分类。裒，聚集。

　　⑦ 为邑于斯：谓在当地为官。邑，县的别称。

　　⑧ 懔（lǐn 凛）懔：危惧貌。

　　⑨ 淳祐乙巳：宋理宗淳祐五年，即 1245 年。

　　⑩ 良月：十月的代称。

　　⑪ 冀邸赵与慤：序作者赵与慤，其先祖赵惟吉为宋太祖赵匡胤之孙，宋仁宗时封冀王，故称"冀邸"。邸，诸王的府邸。

序

医之为学，自神圣工巧①之外无余说，今人往往遗其三而主其一。一者何？切而知之谓之巧也。然亦曷尝真见其所谓巧者？特窃是名以欺世耳。间有以活人自任者，又弊②于医书之委压③，惑于议论之纷纭，无所折衷④，每得其粗而不得其精。余自弱冠有志于此，常即此与举业并攻。迨⑤夫年将知命，谢绝场屋⑥，尽屏科目之累，专心医道，取《灵枢》《素问》《太素》《甲乙》《难经》及诸家方书脉书，参考互观，求其言之明白易晓，余尝用之而验者，分门纂类，裒为一集，名曰《察病指南》。其间如定四季六脏平脉，与夫七表、八里之主病分见于两手三部者，亦本于圣贤之遗论，特推而广之，触类而补之。其他言之未甚昭著者，则附以己意发明之，盖将以贻诸子孙，非敢求人之知也。

年来疫疠盛行，病者不幸而招医，多见以阳病服丹附⑦者，悉殒于非命，岂惟不知脉？并于证而不知。吁！何惨哉！或者不察，乃曰：吾取医之运耳，奚暇问其学之精否？殊不知特运

---

① 神圣工巧：《难经·六十一难》："望而知之谓之神，闻而知之谓之圣，问而知之谓之工，切而知之谓之巧。"

② 弊：疲惫。

③ 委压：繁多。

④ 折衷：取正。

⑤ 迨：等到。

⑥ 场屋：科举考试的考场，此指科举考试。

⑦ 丹附：三三本作"桂附"，是。

以言医，虽幸而或中，而所丧亦多，求其万举万全者难矣！此余所以不敢自私，欲锓梓①以广其传，庶几与同志者共云。

淳祐改元九月②立冬后四日永嘉③施发政卿序

---

① 锓（qǐn 寝）梓：刻板印刷。

② 淳祐改元九月：淳祐元年（1241）九月。宋理宗嘉熙四年（1240）冬十月，诏改明年为淳祐元年。

③ 永嘉：县名，今属浙江。

目 录

卷之上

十二经总括 …………… 一

诊三部脉法 …………… 二

  三部九候 …………… 二

  左右三部六候 ………… 三

  四季脉名 …………… 三

  诊五脏四季常脉 ……… 三

  定四季六脏平脉 ……… 四

  定四季相克脉 ………… 四

  诊五脏贼邪脉 ………… 五

  诊四时虚实脉歌 ……… 五

  下指轻重法 …………… 六

  诊五脏动脉法 ………… 六

  诊六腑平脉法 ………… 六

  脉息大数 …………… 八

  诊五脏脉诀 …………… 八

  男女反脉 …………… 八

  观人形性脉法 ………… 八

  察平人损至脉法 ……… 九

  诊暴病脉法 …………… 九

  诊祟脉法 …………… 九

  诊病内外法 …………… 九

  诊癥病脉法 …………… 九

  诊候约法 …………… 一〇

  辨杂病脉吐汗温利可否

    法 …………… 一〇

  人迎气口脉 …………… 一〇

  辨三因 …………… 一〇

  定生死诀 …………… 一一

  下指疏密法 …………… 一一

卷之中

辨七表八里九道七死脉

  …………… 一三

  七表脉 …………… 一三

  八里脉 …………… 二一

  九道脉 …………… 二八

  七死脉 …………… 三三

  诊七表相承病法 ……… 三六

卷之下

审诸病生死脉法 ……… 三七

  伤寒类 …………… 三七

  瘟病类 …………… 三七

  热病类 …………… 三七

水病类 …………………… 三八

消渴类 …………………… 三八

泄泻类 …………………… 三八

下痢类 …………………… 三八

肠澼类 痔也 ………………… 三八

咳嗽类 …………………… 三九

上气类 …………………… 三九

中风类 …………………… 三九

癫狂类 …………………… 三九

霍乱类 …………………… 三九

头目类 …………………… 三九

心腹类 …………………… 四〇

汗类 ……………………… 四〇

血类 ……………………… 四〇

金疮类 …………………… 四〇

坠压类 …………………… 四〇

中毒类 …………………… 四一

杂病类 …………………… 四一

诊太冲冲阳脉 ……… 四二

论病之本 …………… 四二

察杂病生死证 ……… 四二

五脏虚实外候 ……… 四三

脏腑病外候 ………… 四三

诊妇人病脉生死诀 … 四三

辨胎脉 ……………… 四四

外候胎法 …………… 四五

妊娠杂病生死外候 … 四五

产难外候 …………… 四五

诊小儿杂病脉法 …… 四五

辨小儿生死脉 ……… 四六

小儿死证一十五候歌

………………… 四七

看小儿虎口诀 ……… 四七

听声验病诀 声者脏之

音也 …………… 四七

察五脏色知生死诀 色

者气之华也 …… 四八

攻味知病法 ………… 五〇

原梦 ………………… 五〇

校注后记 ……………… 五一

卷之上

十二经总括

左手寸口，手少阴心脏部，为帝王—云君主之官，属朱雀，南方丙丁君火，主血脉及暑，外候在舌。其神神，其志喜，其声笑—云言，其色赤，其臭焦，其味苦，其液汗，其音徵，其卦离，其数七此成数①也，其生数②二，其变动为忧，其腑手太阳小肠，其积伏梁，如臂连脐。

左手关上，足厥阴肝脏部，为尚书—云将军之官，属青龙，东方甲乙木，主藏血及筋、爪、风，外候在目。其神魂，其志怒，其声呼，其色青，其臭臊，其味酸，其液泣，其音角，其卦震，其数八此成数也，其生数三，其变动为握，其腑足少阳胆，其积肥气，若杯覆左胁边。

左手尺内，足少阴肾脏部，为列女—云作强之官，属玄武，北方壬癸水，主藏精及骨、髓、齿、水、湿、寒，外候在耳。其神志，其志恐，其声呻，其色黑，其臭腐，其味咸，其液唾，其音羽，其卦坎，其数六此成数也，其生数一，其变动为栗，其腑足太阳膀胱，其支脉曰巨阳，其积贲豚，在脐下。

右手寸口，手太阴肺脏部，为将军—云相傅之官，属白虎，西方庚辛金，主藏气及皮毛、燥—云寒，外候在鼻。

---

① 成数：已成之数。参见《尚书大传·五行传》。
② 生数：初生之数。参见《尚书大传·五行传》。

其神魄，其志忧，其声哭，其色白，其臭腥，其味辛，其液涕，其音商，其卦兑，其数九_{此成数也}，其生数四，其变动为咳，其腑手阳明大肠，其积息贲，在右胁边。

右手关上，足太阴脾脏部，为大夫_{一云仓廪之官}，属勾陈①，中央戊己土，主藏智、肌肉、劳倦、湿，外候在唇口。其神意，其志思，其声歌，其色黄，其臭香，其味甘，其液涎，其音宫，其卦坤，其数五_{此生数也}，其变动为哕，其腑足阳明胃，其积痞气，在胃管覆大如盘。

右手尺内，手厥阴命门部，属相火，一名神门，一名手心主，一名心包络，主藏心，与肾同气，男子以藏精，女子以系胞。其腑手少阳三焦，上焦其卦乾，中焦其卦艮，下焦其卦巽。

诊三部脉法

寸部法天，主上焦，诊自头以下至心病也；关部法人，主中焦，诊自心以下至脐病也；尺部法地，主下焦，诊自脐以下至足病也。

三部九候

三部者，上中下，即寸关尺也。每部三候，各自分天人地。上部天以候头角，上部人以候耳目，上部地以候口齿；中部天以候肺，中部人以候心，中部地以候胸中；下部天以候肝，下部人以候脾胃，下部地以候肾。九候虽有数说，不如此说易晓，今亦难用，姑存之。

---

① 勾陈：上古六神兽之一，与螣蛇同属土。

王子亨①云：一位有三候，浮取之属阳，沉取之属阴，中得之为胃气，故无胃气则死。

左右三部六候

左寸外以候心，内以候膻中_{其穴在两乳间}；左关外以候肝，内以候膈中；左尺外以候肾，内以候腹中_{腹属下焦，右手尺中亦可候也}。右寸外以候肺，内以候胸中_{三焦之所主也}；右关外以候脾，内以候胃脘；右尺外以候心主，内以候腰。

四季脉名

春弦_{谓端直如弓弦也}，夏洪_{一云钩，谓脉如钩芒②，来疾去迟}，秋浮_{一云毛，谓如鸿毛之轻举也}，冬沉_{一云营，一云石，谓其沉也}。

诊五脏四季常脉

春肝脉，微弦而长_{一云弦细而长，一云弦长而软，一云濡弱而长}；夏心脉，洪大而散_{一云浮大而散，一云浮洪而駃③，一云洪而微实，一云浮大而洪长，一云洪大而长}。吕广④云：非是，乃小肠脉也；四季脾脉，娜娜⑤而缓_{一云软大而缓，一云沉而}

---

① 王子亨：即王贶，字子亨，宋代考城（今属河南）人，著《全生指迷方》三卷。以下引文见该书卷一。

② 钩芒：钓钩。

③ 駃（kuài 脍）：同"快"。《说文解字·马部》"駃"徐铉注："今俗与'快'同用。"

④ 吕广：又名吕博，三国时吴国人，曾为《难经》作注，另著《玉匮针经》《募腧经》等，均佚。

⑤ 娜娜：细长而柔弱貌。

濡长，三月、六月、九月、十二月各王①—十八日；秋肺脉，浮涩而短—云微涩而短，—云轻虚以浮；冬肾脉，沉滞而滑—云沉濡而短，—云沉而紧实，—云沉细，—云沉实而滑，—云沉濡而滑。

定四季六脏平脉

春，肝脉欲弦而长，心脉欲弦而洪浮，脾脉欲弦而缓，肺脉欲弦而微浮，肾脉欲弦而沉濡，命门脉欲弦而滑。

夏，心脉欲洪大而散，脾脉欲洪而迟缓，肺脉欲洪而浮涩，肾脉欲洪而沉滑，命门脉与肾同，肝脉欲洪而弦长。

秋，肺脉欲浮而短涩，肾脉欲微而伏，命门脉欲微而滑，肝脉欲浮而弦细，心脉欲浮而洪，脾脉欲浮而微缓。

冬，肾脉欲沉而滑，命门脉与肾同，肝脉欲沉而弦，心脉欲沉而洪，脾脉欲沉而缓，肺脉欲沉而涩。

定四季相克脉

春得秋脉者，死于庚辛日谓金之克木也；夏得冬脉者，死于壬癸日谓水之克火也；四季得春脉者，死于甲乙日谓木之克土也；秋得夏脉者，死于丙丁日谓火之克金也；冬得四季脉者，死于戊己日谓土之克水也。

五脏相克，所不可胜者为贼邪，其难治也信矣。至于所可胜者为微邪，虽不治而自愈。王叔和《脉赋》② 乃

---

① 王：通"旺"。《说文通训定声·壮部》："王，叚借为'暀（旺）'。"

② 《脉赋》：晋王叔和著，一卷，原书佚。

云：春得脾而不疗，冬见心而不治，夏得肺而难救，秋得肝亦何疑。反以微邪为可畏者何耶？及观《灵枢经》云：木动而火明，火炎而土平，土盛而金生，金盛而水盈[1]，乃知叔和之说有所本。试即土盛金生言之，夫土气既旺，则生金以克木，使肝脏之脉弦而缓，是本脉尚存，脾或侵之，此所谓微邪，不足虑。若本脉全无而独见脾脉者，斯足为害也。余脏可以类推。

诊五脏贼邪脉

东方角木春，肝木畏金，遇肺金乘木大逆，八月死；南方徵火夏，心火畏水，遇肾水乘火大逆，十一月死；中央宫土，脾土畏木，遇肝木乘土大逆，二月死；西方商金秋，肺金畏火，遇心火乘金大逆，五月死；北方羽水冬，肾水畏土，遇脾土乘水大逆，六月死。此即前四季相克脉也。前言其所死之日，此言其所死之月，故两存之。

诊四时虚实脉歌

春得冬脉只是虚谓春脉弦，反得冬石脉是肾水，为木之母，从后来乘肝木之子为虚邪，兼令补肾病自除母虚则补之。若得夏脉缘心实得夏洪脉是心火，为木之子，从前来乘肝木之母，为实邪，还应泻子自无虞子实则泻之。夏秋冬脉皆如是，在前为实后为虚。春中若得四季脉，不治多应病自除四季缓脉是脾土，为木之妻，不胜于夫，为微邪，虽不治而病自愈。

---

[1] 木动……水盈：按《灵枢》未见此语，当为作者赅括缩略之语。

下指轻重法

凡诊候，安神靖气①，男先诊左手，女先诊右手，先将中指揣得关位，却以第一指著寸部令彻骨，渐徐举指。关尺部皆然。先重而后轻也。《活人书》②云：先浮按，消息之，次中按，次重按③。此先轻而后重也，亦得。

诊五脏动脉法

脉来五十动一止者，五脏六腑受气足，其人无病。脉来四十动一止者，一脏无气，谓肾气先尽也，其人后四年春草生时死；脉来三十动一止者，二脏无气，其人后三年谷雨至时死；脉来二十动一止者，三脏无气，其人后二年桑椹赤时死；脉来十动一止者，四脏无气，其人后一年草枯时死；脉来五动一止者，五脏无气，其人后五日死。

王叔和云：脉来四动一止八日死，三动一止六七日死，两动一止三四日死④。别本云：但此止者非结脉、促脉之止也，此是代脉之止也。至于代脉，非达人者难窥者乎？

诊六腑平脉法

左手寸口手太阳小肠，脉洪大而紧一云洪大而长，为受盛之官，名受盛之腑。

---

① 靖气：静气。靖，通"静"。《管子·白心》："以靖为宗。"王念孙杂志："靖，与'静'同。"

② 《活人书》：即《类证活人书》，宋代朱肱撰，二十二卷（一作二十卷）。

③ 先浮……重按：语本《类证活人书》卷二。

④ 脉来……日死：语本《脉经》卷四。

左手关上足少阳胆，脉弦大而浮一云大而浮，一云乍数乍疏，乍短乍长，一云乍大乍小，乍短乍长，其与崇脉①无异，何以区别？然，两手三部皆然，方为崇脉，今独左手关部如此，则谓之胆脉可也，为中正之官，名清净之腑一云中精之腑，相火胆与风木肝合脉，急则为惊。

左手尺内足太阳膀胱，脉洪滑而长，为州都之官，名津液之腑。寒水膀胱与君火肾合脉，急则为瘕。

心脉居午，谓之君火宜也。今肾脉居子，亦谓之君火，何义？命门脉为心主，居亥，谓之相火宜也。今胆脉居寅，亦谓之相火，又何耶？及观《内经·天元纪大论篇》鬼臾区曰：子午之岁，上见少阴；巳亥之岁，上见厥阴。少阴所谓标也，厥阴所谓终也。厥阴之上，风气主之；少阴之上，热气主之；少阳之上，相火主之。而释者谓午亥之岁为正化，子巳之岁为对化。由此言之，则心肾皆可言君火，以其热气主之也。厥阴既主风气，而手厥阴命门不当以相火言，少阳既主其相火，则胆与三焦为相火明矣。

右手寸口手阳明大肠，脉浮短而滑一云短而涩，为传道之官，名传道之腑。

右手关上足阳明胃，脉浮长而涩一云浮大而短，为仓廪之官，名水谷之腑，燥金胃与湿土脾合。

右手尺内手少阳三焦，脉洪散而急，为决渎之官，名

---

① 崇脉：鬼崇脉。崇，鬼魅作怪害人。古时在一些危急病证出现少见脉象时，往往以"崇脉"称。

外腑。

脉息大数

人一呼一吸，脉各行三寸，此一息也。一日一夜，一万三千五百息。荣卫行阳二十五度，行阴二十五度，为一周也，复会于手太阴。

诊五脏脉诀

轻手于皮肤得之者肺也，至肌得之者心也，至肉得之者脾也，至筋得之者肝也，至骨得之者肾也。

男女反脉

男子阳脉常盛，阴脉常弱；女子阳脉常弱，阴脉常盛。男得女脉为不足，病在内当作虚医；女得男脉为有余，病在外谓在四肢，左得之病在左，右得之病在右，当作实医。男子生于寅，寅为木；女子生于申，申为金。故男脉在关上，女脉在关下。三阳从地生，故男子尺脉沉也；三阴从天生，故女子尺脉浮也。

观人形性脉法

人长则脉长，人短则脉短，人肥则脉沉一云脉厚，一云脉细而实，人瘦则脉浮一云脉急，一云脉大而长。人壮脉欲大，人弱脉欲小，反者为逆。形盛脉细，少气不足以息者，死；形瘦脉大，胸中多气者，死。老人脉微，微阳羸阴者，平一云脉濡而缓。妇人脉当软弱于丈夫。小儿四五岁，脉实自駃，呼吸八至一云幼人脉数而壮。性急脉急，性缓脉缓。

察平人损至脉法

凡一呼一吸为一息，一呼脉再至，一吸脉再至，是一息之间脉四至并五至，不大不小，不短不长，是为平人之脉也。

一呼一吸脉不及四至者曰缓—云气虚，其人少气；三至者曰迟—云损，其人可治；二至者曰败—云寒，其人难治，延时而死；一至者曰息，其人虽行，方当著床，待时而死。此为阴病之损脉也，故曰阴病脉迟。

一呼一吸脉六至者曰数—云离绝，为始得病，七至者曰极—云无魂，八至者曰脱—云夺精，一云无魄，九至者曰死，十至者曰墓—云困，沉细者困在夜，浮大者困在昼，十一、十二至者曰死—云绝魄，一云命倾，沉细夜死，浮大昼死。此为阳病之至脉也，故曰阳病脉数。

诊暴病脉法

脉来急大洪直者死，细微者无害。

诊祟脉法

脉来乍大乍小，乍短乍长，为祸祟①别本云：右尺洪大为祟脉。寸尺有脉，关中无脉，为鬼病。

诊病内外法

脉浮大者病在外，沉细者病在内。

诊癥病脉法

左手脉横癥在右，右手脉横癥在左。脉头大者脐上，

---

① 祸祟：鬼神作怪害人，此指祟脉。

脉头小者脐下。

诊候约法

浮为风为虚，沉为湿为实，迟为寒为冷，数为热为燥，洪为惊为痫。一云数为虚为热，滑为实为下。

又云风则脉浮，寒则脉紧，中暑则脉虚而滑，中湿则脉细而涩。《活人书》云：脉沉缓为中湿，脉细者非也[1]。伤于阴则脉沉，伤于阳则脉浮。

辨杂病脉吐汗温利可否法

弦紧者可下，弦迟者宜温，紧数者宜汗。脉微者不可吐，虚细者不可下，沉微者不可汗。

人迎气口脉

人迎脉在左手关前一分其穴在结喉两旁，同身寸之一寸五分，脉动应手者是也，诊之以候六淫，浮则为风，紧盛则伤于寒；气口脉在右手关前一分，诊之以候七情，浮则为虚为气，紧盛则伤于食。

辨三因

寒暑燥湿风热，谓之六淫，属外因；喜怒忧思悲恐惊，谓之七情，属内因；疲极筋力，尽神度量，饮食饥饱，叫呼走气，房室劳逸，金疮踒折[2]，虎狼毒虫，鬼疰

---

① 脉沉……非也：语出《类证活人书》卷六。
② 踒折（wō shé 窝舌）：骨伤折。

客忤①，畏压溺等，为不内外因。

陈无择②云：凡诊，须识人迎、气口以辨内外因，其不与人迎气口相应为不内外因，所谓关前一分，人命之主也。

定生死诀

阳病得阴脉者死，阴病得阳脉者生。脉病人不病者死<small>名曰行尸③</small>，人病脉不病者生<small>为内虚尸厥</small>。既有人病而脉不病者，直是息数脉与相应者可治也。《难经》云然，人形病脉不病，非有不病者也，谓息数不应脉数也④。<small>《脉经》云病人得健脉，名曰卧尸。《脉诀》云病人脉健不用治。夫人病脉不病者，安有是理？当如《难经》之说，谓息数不应脉数者是也。人之初病，脉非数则迟，必此等脉可生，若健脉则急大洪直，与形证相反者，断不可治。</small>

下指疏密法

凡诊视，其臂长则疏下指，臂短则密下指。古人身长，其臂亦长，故寸部占九分，关尺部各占一寸，三部共二寸九分。今人身短，其臂亦短，有三部共不及二寸者。若依古法诊之，则头指诊在关部，次指诊

---

① 鬼疰（zhù 住）客忤（wǔ 午）：鬼疰，亦作"鬼注"，指某些有较强传染性的疾病。注，转相传染。《释名·释疾病》："注病，一人死，一人复得，气相灌注也。"客忤，小儿见生客而患病。

② 陈无择：即陈言，字无择，宋代青田（今属浙江）人，著有《三因极一病证方论》。以下引文出该书卷一。

③ 行尸：指病情严重、预后不佳，虽能行走，已见死脉的病证。

④ 然……数也：语出《难经·二十难》。

在尺部，第三指诊在闲处①，如何知病之所在？今但以
高骨为准，逐一指诊指其部位，不必拘九分一寸之说，
庶几可也。

① 闲处：指无脉搏处。

卷之中

辨七表八里九道七死脉

七表脉

七表脉属阳，浮、芤、滑、实、弦、紧、洪也。《秘宝》① 以洪、大、浮、数、紧、动、滑、实为阳，《伤寒论》以大、浮、数、动、滑为阳。

浮

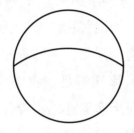

浮脉，指下寻之不足，举之有余，似水上浮物，以手按之虚散，举之有力，故名曰浮也。浮为在表，主风，虚乏短气②。

左手寸口脉浮，主伤风发热，头痛目眩及风痰。

左手关上脉浮，主胃虚腹胀，小便难。肝脉本微弦而长，今见浮脉，周氏③云主胃虚腹胀，乃是胃经受病，何也？黄帝云主小

---

① 《秘宝》：医书名，未详待考。
② 虚乏短气：《全生指迷方》卷一此上有"主"字。
③ 周氏：未详，待考

便难①，乃是膀胱经受病，又何也？岂肝脉从小腹上挟胃而然耶？浮大而实，主眼目昏痛溢；关与寸口相应，主目眩头重筋疼；浮洪盛大，主筋脉缓弱，身体无力；浮大而长，主风眩癫疾。

左手尺内脉浮，膀胱受风热，主小便赤涩。浮而紧，主耳聋及淋闭；浮而大，为阳干②阴，溺则阴中痛；浮而数，主小便频并③热淋。

右手寸口脉浮，肺感风寒，主咳嗽气促，鼻塞清涕，冷汗自出，背膊劳强，夜卧不安。浮本肺脉，但全浮则为病，如浮涩而短，斯为平脉也。浮而实，主咽门干燥伤损，有疮痈；浮短，为肺伤，为诸气；浮滑，为走刺；浮缓，为皮肤不仁，风寒入肌肉；浮紧，为肺有水。

右手关上脉浮，脾气不足，腹满不饮食，食不消化，积热在胃中。浮滑而疾速者亦然；浮缓，不思饮食；浮而实，脾胃虚，主消中，口干饮水，多食亦饥；浮大而涩，为宿食滞气；浮滑为饮，浮细而滑为伤饮；浮而微，则伤客热邪风，主病寒热去来，进退不定。

右手尺内脉浮，大肠受风热，主大便秘涩，客热在下焦。浮数主大便坚大肠虽肺腑，居下焦；寸关脉浮而疾，名阳中之阳，主头痛；尺寸俱浮，主患气；俱浮而滑，男子疝瘕，妇人有孕，或月闭不通；浮滑疾紧，为百合病。

趺阳脉浮者虚。浮为风为虚，风脉则指下浮有力，虚脉则指

---

① 小便难：语见《脉经》卷二。
② 干：犯。
③ 频并：频繁。

察
病
指
南

一
四

下浮而无力。

芤

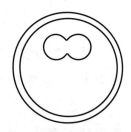

芤脉，指下寻之，两头即有，中间全无，其脉浮大而软，按之中央空，两边实，喻似指按芤草叶。芤叶即葱类，中心空虚，故名曰芤也。主失血。

左手寸口脉芤，主吐血。微芤者衄血。

左手关上脉芤，主腹内作声，有瘀血，亦主吐血眼暗。

左手尺内脉芤，主淋沥，小便赤，或有血。

右手寸口脉芤，主胸中积血瘀血。

右手关上脉芤，主腹内暴痛，肠胃内有痈积瘀血《活人书》云：主大便血①。

右手尺内脉芤，主大肠血痢，或下血。

滑

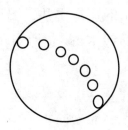

---

① 主大便血：语见《类证活人书》卷二。

滑脉，指下寻之，三关如珠动，按之即伏，不进不退。或云往来流利，按如动珠子而有力，替替然①与数相似，故名曰滑也。_{主吐逆。}

左手寸口脉滑，心脏热。滑而实大，心惊舌强。

左手关上脉滑，肝脏热，上连头目为患。滑散为瘫，缓滑而浮散者有风。

左手尺内脉滑，肾与膀胱俱热，主小便结涩淋沥，茎中痛，尿色赤。又滑为风，多血少气，少气则四肢困弊②酸疼，多血则疼痛，小便赤。滑而弦，主腰脚痛。滑而弱，主阴中痛。《脉赋解义》③云：男子尺部见滑，主膀胱冷气缠聚，小腹急胀，便溺④利数，两胁胀满。直以滑脉主冷亦未可，当如弦脉说。

右手寸口脉滑，阳气盛实，主呕逆。滑而实，肺脏大热，主毛发干焦，胸膈壅滞，聚气为痰，头目昏重，涕唾稠黏，咽中干燥疼痛，或时咳嗽。

右手关上脉滑，脾脏热，主口臭恶气，喘息粗大，胃脘先受寒气，变为热实，饮食不下，下则吐逆，病脾风疝。滑实为胃热，滑而大小不匀，必吐为病，进为泄利。

右手尺内脉滑，下焦有实热，渴而引饮，饮冷过度，脐似冰冷，腹鸣时痛或下痢，妇人主血气实，经月不通。然而尺脉滑者，亦本形也。《脉赋解义》云：尺脉滑，主胞络极冷，

---

① 替替然：连续不断，如珠之应指。
② 困弊：困顿疲惫。
③ 《脉赋解义》：宋代吴洪（字仲广）著，原书佚。
④ 溺：小便。

女经不调，则以滑为阴脉也。和滑为妊娠。滑而浮大，小腹痛。滑而弱，大便痛。滑为鬼疰，滑数为结热，滑为痰逆，趺阳脉滑者胃气实。

实

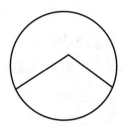

实脉，按之洪大，牢强隐指①，愊愊②然，故名曰实也。主病在内。

左手寸口脉实，胸中热甚，及生寒热。实而大，主头面热风所攻，心中躁闷，身上疼痛，面色赤；实大而滑，主舌强心惊，语话艰难。

左手关上脉实，主腹中切痛。实而浮大，肝气盛，主眼目赤痛昏暗。

左手尺内脉实，主小腹满痛，小便涩。实而滑，主淋沥，茎中痛，尿色赤。实而大，膀胱热，主小便艰难不通。实而紧，主腰痛。或本云：实紧，胃中有寒。若不能食，时时利者，难治。

右手寸口脉实，主上焦热。实而浮，是热乘肺脏，咽门干燥伤损，有疮痛，及主气塞喘咳。

---

① 隐指：谓脉有力而震于指下。隐，通"殷"，震动。《说文通训定声·乾部》："隐，段借为'殷'。"

② 愊（bì 必）愊：胀满貌。此指实脉指下盈实感。

右手关上脉实，脾脏虚弱，饮食减少热气蒸，脾虚也，反胃，气壅滞。实而浮，脾家热，主消中，唇口干燥，饶饮①水浆，食多不饱，四体劳倦。陈无择谓实而紧为胃寒，然二脉虽属阳，实脉则主热痛，紧脉则主寒痛，今二脉俱见，谓之主胃寒，恐非也。

右手尺内脉实，主忽下痢此则热痢。《黄帝脉经》于关部云脉实腹满，寒疝下痢，夫其阳脉如何主寒疝？必传之讹也。今下痢移于尺部，属下焦也。

弦

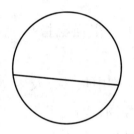

弦脉，劲急如张弓弦，故名曰弦也。《脉经》以为表脉则属阳，《伤寒论》以为阴，《脉赋解义》亦云弦滑之脉虽属于七表，皆主于阴，数说不同。当如《活人书》说，若弦而洪数者为阳，弦疾而沉且微细者为阴，主拘急②。又巢元方、王子亨以弦为虚，主拘急。

左手寸口脉弦，主主头疼，有心气，心胸中急痛，及心悬如人大饥之状，主劳气发作乏力，多盗汗，手足痠痛。

左手关上脉弦沉，主患痃癖痃者悬也，以悬于心下，或左或右或中也；癖者侧也，其气在于脐胁之侧，或上下左右也。弦而紧者，胁下痛，为恶寒，为疝瘕，为瘀血。弦小者，为

---

① 饶饮：多饮。
② 若弦而洪数者……主拘急：语见《类证活人书》卷二。

寒癖。

左手尺内脉弦，主小腹急满痛。弦而滑，主腰脚痛。

右手寸口脉弦，主皮毛枯槁。

右手关上脉弦，主胃中寒，有宿食及饮。

右手尺内脉弦，主小腹中拘急，下焦停滞水积。弦数为劳疟，双弦胁急痛，弦长为积，弦急中风热。急者紧也。弦紧多主寒，此言中风热何也？

紧

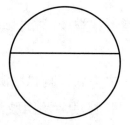

紧脉，按之实数，似切绳状，来疾而有力，故名曰紧也。主痛。

左手寸口脉紧，主头痛。紧而沉，心中气逆冷痛。

左手关上脉紧，主心下苦满热，及心腹痛，筋脉拘急，主风气伏阳上冲，化为狂病。紧而实，主患痃癖。

左手尺内脉紧，主脐下及腰脚痛。

右手寸口脉紧而沉滑，肺气实，主咳嗽。

右手关上脉紧，主脾中痛，胁肋下拘急，欲吐不吐，干呕，气逆冲昏闷。盛紧者腹胀，紧而滑者为宿食，为蛔动，为吐逆。

右手尺内脉紧，主下焦疼痛。紧而长过寸口者，为痉病；紧而急者，遁尸①；紧而数者，寒热俱发，下之乃愈。尺寸俱紧而数，其人中毒吐逆。

洪

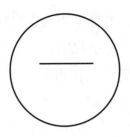

洪脉，极大在指下，举按满指，或云来大去长，故名曰洪也。主热。

左手寸口脉洪，主头痛，胸膈胀满，烦热。

左手关上脉洪，肝脏热，及四肢浮热，遍身疼痛。手足本属脾部，今四肢浮热乃见肝部，则知关脉主中焦病，故肝脾俱可候也。

左手尺内脉洪，膀胱热，主小便赤涩而脚痠疼。

右手寸口脉洪，主毛发干焦，涕唾稠黏，咽喉干燥。洪而紧，为喘急。

右手关上脉洪，胃中积热，主翻胃大吐逆，口干。洪而紧，为胀。

右手尺内脉洪，主大肠不通，燥粪结涩。洪大为伤寒热病，洪实为癫，洪紧为痈疽，洪浮为阳邪来见为祟，洪大紧急病在外，苦头痛，发痈肿。别本云：三部俱洪，三焦

① 遁尸：一种突然发作，以心腹胀满刺痛、喘急为主症的危重病证。

俱热①。

八里脉

八里脉属阴，微、沉、缓、涩、迟、伏、濡、弱也。
《秘宝》以微、沉、缓、涩、迟、伏、软、弱为阴，《伤寒论》以沉、
涩、弱、弦、微为阴。

微

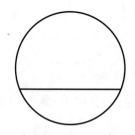

微脉，指下寻之，若有若无，极细而浮软，往来如秋风吹毛而无力，故名曰微也。主气痞。

左手寸口脉微，心脏虚，多忧惕，寒热更作，寒气上侵，心胸痞结，阳不足，恶寒，虚劳盗汗。微而浮弱，心中寒。

左手关上脉微，心下气满郁结，目暗生花，四肢拘急。

左手尺内脉微，主败血不止，男子溺血，女子崩血，久为白带。

右手寸口脉微，上焦寒气痞结，微弱为少气中寒。

右手关上脉微，胃中寒气胀满，饮食不化，厥逆

---

① 三部……俱热：语见《类证活人书》卷二。

拘急。

右手尺内脉微，小腹寒气，积聚肚痛，脐中声吼而泻。尺寸俱微，男子五劳，妇人绝产。微浮，秋吉冬病。

沉

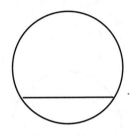

沉脉，举之不足，按之有余，重按乃得，故名曰沉也。沉为在里，主冷气水病。一云主湿冷洞泄。

左手寸口脉沉，胸中气短，有寒饮，及胸胁痛，有水气。沉而紧，主心中气逆冷。沉而细，名阳中之阴，苦悲伤，不乐闻人声，少气自汗，两臂不举。

左手关上脉沉，主心下痛，气短促，两胁满，手足时冷。沉而弦者，主痃癖，腹内痛。

左手尺内脉沉，主冷气腰背痛，小便稠数，色如米泔。沉而细，名曰阴中之阴，苦两胫痿疼，不能久立，阴气衰少，小便余沥，阴下湿痒。沉本肾脉，但全沉则为病，如沉濡而滑，则为平脉也。

右手寸口脉沉紧而滑，主咳嗽。沉细而滑，主骨蒸，病寒热交作，皮毛干涩。沉细为少气，臂不能举。

右手关上脉沉，主心下满，苦吞酸。沉紧为悬饮，沉在下则为实。

右手尺内脉沉，主患水病，腰脚沉重而弱。沉而紧，主腰脚寒痛。沉而细者，苦疗痛①，下重痢。沉滑者，有寸白虫此脾虫见于此，为下重，背膂痛，为风水肾主水，因何见此？盖命门与肾同气故也。沉弱为寒热，沉迟为痼冷，沉重为伤暑发热，沉紧为上热下冷。沉重而中散者，因寒食成癥。沉重而直前绝者，有瘀血在腹。沉重不至寸，徘徊绝者，为遁尸。

缓

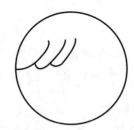

缓脉，指下寻之，浮大而软，去来微迟，故名曰缓也。主风结。

左手寸口脉缓，主脊项筋紧急搐痛。肝主筋，今见心部何耶？盖项筋属上焦故也。

左手关上脉缓，主眩晕，腹内气结痛，如筋紧之状。

左手尺内脉缓，肾虚耳鸣，有冷结气，梦为鬼随，小便难，有余沥此冷淋也。

右手寸口脉缓，主气促不安，皮肤顽痹不仁，为气不足。

右手关上脉缓，主风寒入肌肉，胃虚不能食，缓而滑，胃中热。脾之本脉软大而缓，若全缓则为病脉。

---

① 疗（jiǎo 绞）痛：腹中拘急而痛。

右手尺内脉缓，下焦寒，脚弱下肿，风气秘滞。缓而滑，为热中。缓而迟，为虚寒相搏，食冷则咽痛。

涩

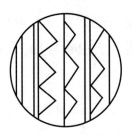

涩脉，细而迟，往来难，时一止，轻手乃得，重手不得，按之数浮，如轻刀刮竹皮。或云三五不调，如雨沾沙，故名曰涩也。即黄帝涩脉。王冰云：阳气有余则血少，故脉涩，主身热无汗。此言未足信，其实阴虚之脉也，主血气不足而痹。

左手寸口脉涩，主荣卫不足，无心力，不能多言，主中雾露冷气，亡汗心痛。

左手关上脉涩，肝脏虚，主血[1]散失，肋胀胁满两肋下有骨处为肋，肋者勒也，以勒五气。肋下无骨处为胁，通身疼痛，女子有孕胎痛，无孕败血谓崩中漏下，或血痕、月信不调之候是也。

左手尺内脉涩，肾脏虚，乱梦涉水，小便数，精频漏，及患疝气、小肠气。

右手寸口脉涩，上焦冷，阳虚，卫气不足，痞涩，气促无力，背膊刺痛。

右手关上脉涩，脾气不足而痛，不思饮食，胃冷而呕。

---

① 血：原作"而"，据庆安本、三三本、新教本改。

右手尺内脉涩，主小腹冷，作雷鸣及下痢，足胫逆冷。涩细而紧者，为寒湿痹。

迟

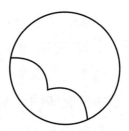

迟脉，一息三至，去来极迟，重手乃得，隐隐迟慢，故名曰迟也。迟为肾虚之脉，主虚，恶寒，气塞满胀。

左手寸口脉迟，主心上寒。

左手关上脉迟，主腹中冷痛此脐以上痛也。

左手尺内脉迟，主肾虚不安，小便白浊，身寒体颤，夜梦惊悸。

右手寸口脉迟，主上焦有寒。

右手关上脉迟，主中焦有寒，胃冷，不欲食，吞酸吐水。迟而涩，胃中寒，有癥结。

右手尺内脉迟，主下焦有寒，腰脚沉重。关尺迟，名曰阴中之阴，其人苦悲愁不乐，少气力而多汗。

伏

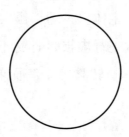

伏脉，按之着骨乃得，不出其位，举之全无，故名曰伏也。_{主物聚。}

左手寸口脉伏，主胸中有聚物。

左手关上脉伏，主阴病，常欲瞑目。

左手尺内脉伏，主小腹痛寒疝瘕。

右手寸口脉伏，主胸中气滞有痰，噎塞不通。

右手关上脉伏，主中脘有滞物，及肠澼水气溏泄。

右手尺内脉伏，主宿食不消。伏而芤，大便去血。

濡

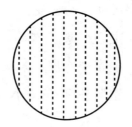

濡脉，按之似有，举之全无。一云按之似无，举之全无力，极软而浮细。一云按之不见，轻手乃得，不能隐指，故名曰濡也。_{即黄帝所谓软脉。《集韵》①濡、软二字同呼同用，主恶寒。}

左手寸口脉濡，主虚损多汗，五心烦热。

左手关上脉濡，主体重少力，虚弱，精神离散。

左手尺内脉濡，主肾虚损，骨髓不温，肉不着骨，齿长而枯，发无润泽，脑转耳鸣。濡而弱，为小便难_{此冷淋}

① 集韵：宋代丁度等据《广韵》和《韵略》重编的韵书，成书于宋仁宗宝元二年（1039）。

也，论大小便虽在尺部，当参寸部大小肠脉方准。

右手寸口脉濡，主元气败，少力。

右手关上脉濡，脾气弱，苦虚冷重下痢。

右手尺内脉濡，主发热恶寒，下元冷极。濡而弱，为内热外冷，自汗此虚热盗汗也。

弱

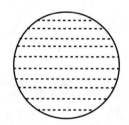

弱脉，指下寻之如烂绵，轻手乃得，重手稍无，极软而弱，细按之欲绝指下，故名曰弱也。主虚而筋痿及风气。

左手寸口脉弱，主心中悸，阳气虚，汗自出。

左手关上脉弱，主筋痿，弱微而浮散，主目暗生花，妇人产后客风面肿。弱而虚为风热此风虚而客热。

左手尺内脉弱，主骨肉疫痛。

右手寸口脉弱，阳道虚损，卫气不足。弱微而浮散，主气滞。

右手关上脉弱，胃气虚，有客热不可大攻，恐热去寒起也。

右手尺内脉弱，下焦冷，无阳气。

古人于左右尺部诊大小便，往往少验。然大便出于大肠，大肠乃肺之腑，当于右手寸口脉参之；小便出于小肠，小肠乃心之腑，当于左手寸口脉参之。

九道脉

九道脉，属阳者二，属阴者七。

长

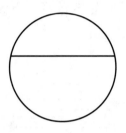

长脉属阳，指下寻之，往来通度三关，如持竿状。举之有余曰长，过于本位亦曰长《黄帝脉经》无长脉，有散脉，云大为散，乃阳盛阴虚之脉，焉知散非长也。主浑身壮热，坐卧不安是阳毒邪热之气居于三焦，患在于表，宜徐徐发表，出汗而愈。散脉按之满指，六腑气绝于外则手足寒，上气，五脏气绝于内则下利不禁，甚者不仁，其脉皆散，散则不聚，病亦危矣。

促

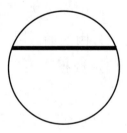

促脉属阳，阳盛则促，按之极数，时止复来曰促，主积聚气痞，四肢困劣，精神交乱，忧思所成。若诊之向前而来，渐出关上，并居寸口，疾数则病血热，发成斑点，忽然退减则生，渐加即死。然其促有五，曰气，曰血，曰饮，曰食，曰痰，以五者留滞不行则止促，止促非恶脉也。

短

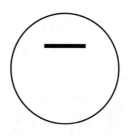

短脉属阴，指下寻之，往来极短曰短，不及本位亦曰短，主四体恶寒，阴中伏阳，三焦气壅，宿食不消宜大泻，通利肠胃而安。短而滑者病酒，短而数者心痛烦躁。

虚

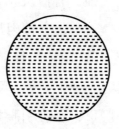

虚脉属阴，按之不足，迟大而软曰虚，主气血虚，生烦热，少力多惊，心中恍惚，健忘宜补益三焦即安。虚为脚弱，为食不化，为伤暑，小儿主惊风。

结

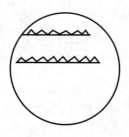

结脉属阴，阴盛则结，脉往来迟缓，时一止复来曰结，主胸满烦躁，积气生于脾脏之傍①，大肠作阵疼痛宜宣泻于三焦而愈。结，为痰，为饮，为血，为积，为气。一云气塞脉缓则为结。《活人书》云：阴盛发躁②。

牢

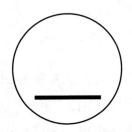

牢脉属阴，按之实强，有似沉状，一云沉伏实大，如按鼓皮曰牢即黄帝所谓革脉也，主骨肉疼痛，皮肤红肿，胸中气壅，喘息短促此心绝之脉也。尺脉牢，男子主阴疝偏坠，女人主血崩瘕聚胞肾虚冷使然。尺寸脉牢而长，关中无，为阴干阳，苦两胫重，小腹引腰痛。革为满为急，为虚寒相搏，妇人半产漏下，男子亡血失精。

动

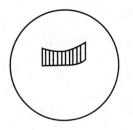

---

① 傍：同"旁"。《广韵·唐韵》："傍，亦作'旁'。"
② 阴盛发躁：语见《类证活人书》卷四。

动脉属阴，指下按之无头尾大，如豆沉沉微动，不来不往曰动，主四体虚劳疼痛，崩中血利，为惊恐，为挛为泄。众经悉皆以动为阳脉，此脉居关上，阴阳相搏为动，阳动则汗出，阴动则发热。

细

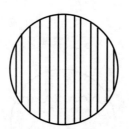

细脉属阴，指下寻之，细如丝线，来往极微小曰细，主胫痠髓冷，乏力损精，囊下湿痒，小便遗沥。细为气血俱虚，为病在内，为积，为伤湿，为后泄，为寒，为神劳，为忧伤过度，为腹满。细而紧，为寒疝，为癥瘕积聚，为刺痛。细而滑为僵仆①，为发热，为呕吐。

代

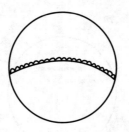

代脉属阴，指下寻之往来缓，动而中止，不能自还，因而复动。或云脏绝中止，余脏代动曰代。主形容羸瘦，

---

① 僵仆：跌倒。后倒曰"僵"，前倒曰"仆"。

不能言。老得之生，少得之死。妇人亦然，有孕约三月余日也。代为五脏气绝之脉。

　　上前七表、八里、九道，共二十四脉。按诸家脉书皆二十四脉，互有少异，但无濡、牢、长、短四脉，却有数、革、软、散四脉。若取诸家脉经观之，乃有数、革、软、散、大五脉。革、软、散脉已见于前。

数

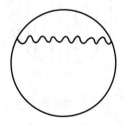

　　数脉属阳，指下寻之，去来急速，一息六至曰数，主热。数为虚，为烦渴，为烦满。寸口脉数，主头痛；关上脉数，脾热，口臭生疮，胃热呕吐；尺内脉数，不恶寒，小便黄赤。言虚当如浮脉说。

大

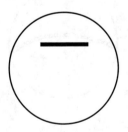

　　大脉属阳，指下往来满大，主热。大为病进，寸口脉

壮大，尺中无，此为阳干阴，苦①腰背痛，阴中伤，足胫寒。大而坚疾，主癫病。大脉即洪脉，此阳盛之脉，如何主癫？经云重阳者狂，重阴者癫②，谓主狂病。

七死脉
弹石

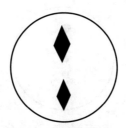

弹石脉在筋肉皮，按举皆劈劈③急，曰弹石，是肺绝，死脉也。弹石脉者，萧处厚④谓肺绝之脉，此说既未稳，吴仲广⑤又推展之，以为象西方金，令肝元绝，其说尤穿凿。当以为肾绝之脉可也。石乃肾之本脉，合沉濡而滑。今其脏脉现，如弹石劈劈然奏⑥指，殊无息数，其死无疑矣。

解索

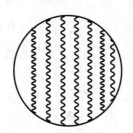

① 苦：原作"若"，据《脉经》卷一改。
② 重阳……者癫：语见《难经·二十难》。
③ 劈劈：按《素问·平人气象论》"死肾脉"条作"辟辟"。
④ 萧处厚：即萧世基，宋代人，著有《脉粹》，原书佚。
⑤ 吴仲广：即吴洪，参见前"《脉赋解义》"条注。
⑥ 奏：庆安本、三三本并作"凑"。

解索脉在筋肉上，动数而随散乱，无复次第，曰解索，是五脏绝，死脉也。王叔和云：解索散散①而无聚。吴仲广云：解索脉者，其形见于两尺，脉来指下，散而不聚，若分于两畔，更无息数，是精髓已耗，将死之候也。

雀啄

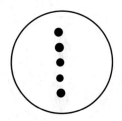

雀啄脉在筋肉，来而数急，曰雀啄，是心绝，死脉也。王叔和云：雀啄顿木而又住。吴仲广云：雀啄者，木脉也。主脾无谷，气已绝，胃气无所荣养。

其脉来指下连连，凑指数急，殊无息数，但有进而无退，顿绝②自去，良久准前又来，宛如鸡践食之貌，但数日之寿也。据此所云乃脾绝之脉，萧处厚谓之心绝何耶？王叔和云雀啄，顿木而又住，此雀乃啄木儿③也。吴仲广因其顿木之说，遂认为木脉，木脉者肝脉也，其说未达，当以脾绝为是。

屋漏

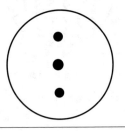

---

① 散散：庆安本、三三本并作"散乱"。
② 顿绝：顿然不至。
③ 啄木儿：啄木鸟。

屋漏脉在筋，按之止时起而不相连，曰屋漏，是心肺绝，死脉也。王叔和云：屋漏将绝而复起。吴仲广云：屋漏脉者，主胃经已绝，谷气空虚，其脉来指下，按之极慢，二十息之间或来一至，若屋漏之水滴于地上而四畔溅起之貌，立死之候也。据此云乃胃绝之脉，何萧处厚谓心肺绝脉耶？

虾游

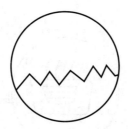

虾游脉在皮毛，浮而再起，寻①还退没，不知所在，起迟而去速，曰虾游，是脾胃绝，死脉也。王叔和云：虾游冉冉②而进退难寻。吴仲广云：虾游之脉，其来指下，若虾游于水面，泛泛而不动，瞥然③惊插而去，将手欲趁，杳然不见，须臾于指下又来，良久准前复去。又如虾蟆入水之形，瞥然而上，倏然而去，此是神魂已去，行尸之候，立死也。

鱼翔

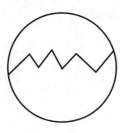

---

① 寻：顷刻。
② 冉冉：匆忙貌。
③ 瞥然：迅速貌。

鱼翔脉在皮肉上，如鱼不行，而但掉尾动身，疏而作久，曰鱼翔，是肾绝，死脉也。王叔和云：鱼跃澄澄而迟疑掉尾①。吴仲广云：鱼翔之脉，主肾与命门皆绝，卫气与荣血两亡。其脉来，指下寻之即有，泛泛高虚，前定而后动，殊无息数，宛如鱼游于水面，头不动而尾缓摇之貌，故曰鱼翔也。又曰亡阳之候，死矣，旦占夕死，夕占旦死，日中占夜半死，夜半占日中死。

釜沸

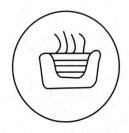

釜沸脉在皮肉上，涌涌如羹上肥，曰釜沸，是死脉也。

诊七表相承病法

浮芤相传，中风衄血；浮滑相传，中风吐逆；浮实相传，中风下利；浮弦相传，中风拘急；浮紧相传，中风体痛；浮洪相传，中风发热。

---

① 鱼跃……掉尾：语本《脉经》卷二。

卷之下

审诸病生死脉法

伤寒类

伤寒热盛，脉浮大者生，沉小者死。伤寒头痛，脉洪大者可治，实牢者生，沉细者死。伤寒已得汗，脉沉小者生，浮大者死。伤寒咳嗽上气，脉散者死谓其形损故也。

瘟病类

瘟病，三四日不得汗，脉细难得者死。瘟病，瀼瀼①大热，脉细小者死。瘟病，身体温，脉洪大者可治，微细者剧。瘟病，大便不利，腹中痛甚者死。

热病类

热病三五日，身体热，腹满痛，食饮如故，脉直而疾者，八日死。热病七八日，气不喘，脉不数者，当后三日温汗，汗不出者死。热病七八日，脉微细，小便黄赤，口燥舌焦干黑者死。热病已得汗，脉安静者生，躁盛者气极也，必死。热病汗后，脉静者当便瘥，喘热脉乱者死。热病脉躁盛，得汗者生，不得汗者阳极也，十死不治。热病已得汗，常大热不去者死脉必盛也。热病已得汗，热未去，脉微躁者，切不得针灸。热病发热甚者，其脉阴阳皆竭，

---

① 瀼瀼（ráng ráng 瓤瓤）：热盛貌。

切勿针灸，汗不出者必死。

水病类

水病，脉洪者可治，微细者不可治。水病，腹大如鼓，脉实者生，虚者死。水病阴闭，脉浮大者生，沉细虚小者死。

消渴类

消渴，脉数大者生，细小浮短者死一云虚小者死。消渴，脉实大，病久可治，脉小紧急不可治。人病口甘而渴，此因数食甘美而多肥，五气之溢也，谓之脾瘅。或病口苦而渴，此因数谋虑不决，胆气上溢也，谓之胆瘅。凡消瘅之脉实大，病久可治，悬小坚，病久不可治。

泄泻类

泄而腹胀，脉弦者死。腹大而泄，脉微细而涩者生，紧大而滑者死。泄注，脉缓微小者生，浮大数者死。注下，脉细者可治，浮大者剧。洞泄，食不化，下脓血，脉微小者生，紧急者死。

下痢类

下痢，脉微小者生，大而浮洪者死。下痢脓血，脉悬绝者死，滑者生。下痢白沫，脉沉者生，浮者死。

肠澼类 痔也

肠澼，下白脓一云白沫，脉沉者生，浮者死。肠澼，下脓血，脉沉小流连者生，数疾大热者死。肠澼，下脓血，脉悬绝者死一云悬涩，滑大者生。肠澼，身不热，脉不绝，滑大者生，弦涩者死。肠澼，有寒者生，有热者死。肠澼筋挛，脉细小安静者生，浮大坚者死。

咳嗽类

咳嗽，脉浮直者生，沉坚者死。咳嗽羸瘦，脉坚大者死。嗽，脱形发热，脉紧急者死。嗽而呕，脉弦欲绝者死。诸嗽，脉浮软者生，沉伏者死。

上气类

上气，脉数者死。上气浮肿，脉浮滑者生，微细者死。上气，面浮肿，肩息脉大，不可治，加痢必死。上气，喘息低昂，其脉滑，手足温者生，脉涩，四肢寒者死。寒气上攻，脉实而顺滑者生，实而逆涩者死。

中风类

中风口噤，脉迟浮者生，急实大数者死。被风不仁痿厥，脉虚者生，坚者死。

癫狂类

癫狂，恍惚病，脉实牢者吉，沉细者凶。癫疾，脉大而滑者，久久自已，脉小紧急者死。狂病妄语，身微热，脉洪大者生，四肢逆冷，脉沉细者，一日死。

霍乱类

霍乱，脉微细者生，微迟，气少不言者死。一云脉浮洪者生。

头目类

风痰头痛，脉浮大者生，短涩者死。头目痛，卒视无所见者死。病目不见人，脉涩者生，浮大洪直者死。闭目不欲见人，脉浮短而涩者死。开目而渴，心下牢，脉沉涩而微者死。

心腹类

心腹痛，脉沉细者生，浮大弦长者死。心腹痛，积聚，脉坚急者生，虚弱者死。心腹积聚，其脉劲强者生，沉小者死。心下坚硬，苦渴，脉沉细者生，浮大而坚者死。腹胀，脉浮大者生，虚小者死。

汗 类

病多汗，脉虚小者吉，紧者凶。病汗不出，出而不至足者死。厥逆汗出，脉紧弦急者生，虚缓者死。

血 类

吐血而嗽上气，脉数，有热不得卧者死。吐血衄血，脉滑小弱者生，实大者死一云沉细者生，浮大者死。一云浮大而牢者死。衄血汗出，脉小滑者生，大躁者死。唾血，脉坚强者死，滑者生。瘀血在内，腹胀，脉牢大者生，沉者死。

金疮类

金疮出血太多，脉虚细者生，实大者死急疾大数者死。一云血出不断，脉大而止者三七日死。一云伤在阳处者，去血四五斗，脉微缓而迟者生，急疾者死。金疮失血，脉沉小者生，浮大者死一云实大而浮者死。

坠压类

从高顿仆，内伤肠满，脉坚强者生，小弱者死。

中毒类

中毒药，脉洪大而速者吉，细而但出不入，并大小不齐者，皆凶。卒中恶毒，脉大而缓者生一云坚而微细者生，坚而浮者死。中恶腹胀，脉紧细者生，浮大者死脉紧细微者生，紧大而浮者死。中恶，吐血数升，脉浮大而疾者生，沉数细者死。患虫毒，尺寸脉紧数而直硬者死。

杂病类

咳而尿血，脉微细者生，大者死。寒热瘰疬，脉代绝者死。外实内热，吐泻，脉沉细者生，洪大者死。内实腹胀痛，干呕，手足烦热，脉洪大实者生，沉细者死。阴阳俱竭，齿上如熟小豆，脉躁者死。身热，脉浮涩者死。无故而喑，脉不至，此气暴厥，气复则已。病人肌寒，脉细，气少泄痢，饮食不入，是谓五虚，其人必死。病人浆粥入胃，泄注止，则肌大热，前后不通，胃闷脉盛，是谓五实①，其人必死，若得身汗后利则生。老人脉微，阳羸阴强者生，脉躁大加息者死。阴羸阳强，脉至而代，奇日而死。病甚，脉洪大者易瘥，脉不调者难瘥。病人脉实大急数者，凶。

左手寸口脉偏动，乍大乍小，从寸至关，从关至尺，三部之位处处动摇，各异不同，其人仲夏得此脉，桃叶落

---

① 病人……五实：按《素问·玉机真藏论》以脉细、皮寒、气少、泄利前后、饮食不入为五虚，以脉盛、皮热、腹胀、前后不通、闷瞀为"五实"，又有"浆粥入胃，泄注止，则虚者活，身汗得后利，则实者活"语，则此句有误。

时死。脉若小急，背膈偏枯，年不满二十者三岁死。脉至而搏，衄血身热者，死。

右手寸口脉偏沉伏，乍大乍小，朝来浮大，暮即沉伏，浮大则上过鱼际，沉伏则下不至关，来往无常，时伏又来者，榆叶枯落时死。

三部脉皆涩，皆滑，皆紧急，皆软弱，皆如张弓，皆微而伏，皆细而数，皆累累如珠者，长病人得之皆死。

诊太冲冲阳脉

太冲穴在两足大指本节后二寸陷中动脉是一云一寸半，足厥阴之所注。诊此者可决男子之死生也。或诊太溪命门脉穴，在足内踝后跟骨上动脉陷中。冲阳穴一名会源，即跌阳穴也在足跗上五寸骨间动脉上，去陷谷三寸是即足面系鞋之所，诊此者以察其胃气之有无也。

论病之本

肝恶风，诸风掉眩，其本在肝；心恶热，诸热暴瘛，疮疡血疾，其本在心；脾恶湿，诸湿肿满，其本在脾；肺恶寒，诸气愤郁①，其本在肺；肾恶燥，诸寒收引，其本在肾。

诸厥痼泄，其本在下；诸痿喘呕，其本在上。

察杂病生死证

疟病，腰脊强急瘛疭者，不可治。肌瘦脱肛，形热不去者，死。尸厥，体无所知，耳内有声如啸，汗出身温者

---

① 愤郁：抑郁。

当自愈，唇青身冷者必死。内外俱虚，身体冷汗出，微呕而烦扰，手足厥逆，体不安静者死。形羸不能服药，谷气绝也，一病才已，一病复生，五行胜复相乘也，其人必死。

五脏虚实外候

肝实则目赤胁疼，多怒颊肿，头旋耳聋，宜泻之，虚则目暗，筋挛胁拘，多悲恐，爪甲枯，不得大息①，宜补之；心实则胸胁背臂尽痛，喜笑不休，口舌干燥，宜泻之，虚则少颜色，惊悸忧悲，舌根强，腰背痛，宜补之；脾实则腹胀，大便不利，足痿不收，行苦脚下痛，身重苦饥，宜泻之，虚则吐逆，腹胀肠鸣，饮食不化，泄利无时，宜补之；肺实则肩背股胫皆痛，喘嗽上气，宜泻之，虚则少气咳血，耳聋嗌干，宜补之；肾实则腹胀体肿，汗出憎风，面目黧黑，少气飧泄，小便黄色，宜泻之，虚则肜中冷_{乃胁下挟脊两旁空软处也}，脊疼耳聋，厥逆无时，小便色变，宜鹿茸、巴戟补之。

脏腑病外候

喜寒而欲见人为腑病，属阳；喜温而不欲见人为脏病，属阴。

诊妇人病脉生死诀

妇人胞中绝伤，有恶血久结成瘕，其病腹痛逆满，气上冲，尺脉涩如坚，为血实气虚。尺脉细而微，血气俱不

---

① 大息：太息。

足，谷气不充，得节转^①，枣叶生时死。妇人赤白带下，脉迟滑吉，数疾凶。妇人新产，脉缓滑者生，实大弦急者死，沉小者吉，坚牢者凶。寸口脉沉微附骨不绝者生，涩疾^②不调者死。妇人已产，脉沉小实者吉，浮虚者凶。妇人产后热病，脉细，四肢暖者生，脉大四肢冷者死。治蓐，脉缓滑沉小细者生，实大弦急坚牢者死。

辨胎脉

脉动入产门者，有胎也谓出尺脉外，名曰产门。尺中脉数而旺者，有胎脉也一云细滑而不绝者是也，一云脉微是经脉闭塞成胎也。或带数，是血盛之脉，有胎也。左手尺脉浮洪者为男胎，右手尺脉沉实者为女胎。关部脉滑者为有子^③《素问》曰：滑为多血少气，故有子也。左手寸口脉浮大为怀男，右手寸口脉沉细为怀女。足太阳膀胱洪大是男孕，手太阴肺脉洪大是女孕。阳脉皆为男，阴脉皆为女。阴中见阳为男，阳中见阴为女。手少阴脉动甚者，妊子也。

两手尺部俱洪者为两男，俱沉实者为二女。一云左手带纵为两男，纵者，夫乘妻也，即鬼贼脉也。王氏《脉经》云：水行乘火，金行乘木，名曰纵也^④。右手带横为双女，横者妻乘夫也，即所胜脉也。谓火行乘水，木行乘金，名曰横也。

左手脉逆为三男逆者子乘母也，即己所生脉也。王氏曰：水

---

① 得节转：《脉经》卷四作"得节辄动"四字。
② 涩疾：《脉经》卷九作"焱疾"，是。
③ 子：原脱，据文义补。
④ 水行……纵也：与下"火行乘水""水行乘金""金行乘水"句皆本《脉经》卷一。

行乘金，火行乘木，名曰逆也，**右手脉顺为三女**顺者母乘子也，即生己之脉也。谓金行乘水，木行乘火，名曰顺也。

寸关尺脉大小迟疾皆相应，双怀，一男一女。一云足太阳手太阴脉俱洪者，一男一女。

脉滑而疾者，三月胎候也。但疾不散者，五月也。关上一动一止者一月，二动一止者二月准此推之，万不失一。中冲，足阳明胃脉连胞络，脉来滑疾者，受孕及九旬。尺脉沉细而滑或离经，夜半觉痛，日中则生。

外候胎法

左乳先有核者为男，右乳先有核者为女。又法，令娠妇面南行，于背后呼之，左回来者生男，右回来者生女。

妊娠杂病生死外候

血漏胞干者，杀胎，亦损妊母。心肠急痛，面目青色，冷汗自出，气欲绝者，死。血下不止，胎冲上，四肢冷闷者，死。举重顿仆，致胎死腹中未出而血不止，冲心闷痛者，死。

产难外候

寒热频作，舌下脉青而黑，舌卷上冷，子母俱死。唇口俱青，痰沫呕出，子母皆死。面赤舌青，母活子死。面舌俱青，痰沫频出，子活母死。面青舌赤，口中沫出，母死子活。

诊小儿杂病脉法

凡小儿五岁以下，三岁以上，只看形，五岁以上渐可诊脉。呼吸八至，是常脉也，九至者病，十至病者困。许氏以大指按三部，十至为发热，五至为内胀。

小儿脉浮而数，主乳痫风热之病；小儿脉浮而数，主五脏壅因乳热或著绵衣过多如此；小儿脉虚涩，主惊风及①浮则主风，促急主虚惊；小儿脉紧，主风痫：小儿脉紧而弦，主腹痛不安：小儿脉弦急，主气缠绕不和：小儿脉牢而实，主大肠秘：小儿脉沉而数，主骨中寒此数为虚，虚则髓少，故骨中寒；小儿脉沉而细，主冷；小儿脉大小不等，乍大乍小，皆有祸祟：小儿脉小，或缓或沉，皆主食不消化。

小儿变蒸之时，身热，脉乱，汗出，不欲食乳，食即吐，切不可医，必自瘥。其候身热神昏，或吐乳，泻黄沫，多啼，无喜悦，唇上生白珠子是也。每三十二日必一变，六十四日再变兼蒸。或二十八日及三十日必变者，亦无定期，至三五日方歇，歇后精神必有异于前也。

辨小儿生死脉

小儿中风热，喘鸣肩息，脉缓则生，急则死。小儿痫疾，脉浮大而腹痛者，必死。乳子病热，脉悬小，手足温则生，寒则死。小儿困，汗出如珠，著身不流者，死。小儿有病胸陷，口唇干，目直视，口中气冷，头低，卧不举身，手足垂软，身体强直，掌中冷，皆不可治。脉乱者同。

---

① 及：当作"又"。

小儿死证一十五候歌

眼上赤脉，下贯瞳人；囟门肿起，兼及作坑。

鼻干黑燥，肚大青筋；目多直视，睹不转睛。

指甲黑色，忽作鸦声；虚舌出口，啮齿咬人。

鱼口气急，啼不作声；蛔虫既出，必是死形。

看小儿虎口诀

凡婴孩生下一月至三岁，当看虎口内脉两边脉有黄、青、红、紫、黑五色，除黄色为平和，黑色为危急外，青、红、紫色可以察病。

青色，受胎气不全，主惊积，多搐掣。

指脉深青卧不宁，微青腹痛粪多青。

青兼黑色盘肠吊，发搐牵抽不暂停。

红色，惊入脾窍。

孩儿指脉深红色，发热惊时自强直。

微红下痢腹中疼，吐泻脾虚多不食。

紫色，胎惊热。

指中纹生紫色深，惊时哭泣又呻吟。

微中紫色肠中痛，吐泻纹弯①主恶心。

听声验病诀 声者脏之音也

肝应角，其声悲而和雅；心应徵，其声雄而清明；脾应宫，其声慢而缓大；肺应商，其声促而清冷；肾应羽，其声沉而细长。

---

① 弯：原作"蛮"，据文义改。

声悲是肝病一云声呼，声雄是心病一云声笑，声慢是脾病一云声歌，声促是肺病一云声哭，声沉是肾病一云声呻。以上脏病也。声清是胆病，声短是小肠病，声速是胃病，声长是大肠病，声微是膀胱病。以上腑病也。

声悲慢，是肝脾相克病；声速微细，是胃膀胱相克病。声细长是实，声轻是虚，声沉粗是风，声短细是气，声粗是热，声短迟是泻，声病长是痢[①]，声实是秘涩。

察五脏色知生死诀色者气之华也

肝病面青，如翠羽或如苍玉之泽者，生。如蓝，如地苔，如草滋，如枯草，眼眶陷入者，三日死。面肿苍黑，舌卷而青，四肢乏力，两眼如盲，泣出不止，八日死，此肝脏绝也。一云中热嗌干，善溺心烦，舌卷，卵上缩。病人筋绝，爪甲枯黑八日死，面青目黄半日死一云五日死。手足甲青，频呼骂者，是筋绝，九日死。项筋舒展者死。目无精光，齿龈黑者死。病人目瞏[②]绝系，不能正，胆绝也。

心病面赤，如鸡冠之色或如帛裹朱者，生。如代赭，如衃[③]血，如淤血，一日死。面黧，肩息直视，掌肿没纹，狂言身热，一日死，此心脏绝也。面赤目青者，立死。病人脉绝，口张唇青，毛发干竖，五日死。久病人两颊颧赤，口张气直者死。

脾病面黄，如蟹腹如罗裹雄黄者，生。如枳实，如黄

① 声病长是痢：当作“声长是病痢”。

② 目瞏（qióng 琼）：目直视。

③ 衃血（pēi 胚）血：瘀血。《说文解字·血部》：“衃，凝血也。”

土色，四肢肿起者，九日死。面浮黄，脐肤肿满，泄泻下痢，肌涩唇反，十二日死，此脾脏绝也。人中满，背青，三日死。唇青体冷，遗尿背食①，四日死。肩息直视，唇焦者，死。体肿溺赤，频数不止者，是肉绝，六日死。口目动作，善惊妄言，胃绝也。目眦黄者，病欲愈，有胃气也。面如土色，不食者，四日死，胃气绝也。

肺病面白，如豕膏或如白璧之泽者，生。如盐，如垩②，如枯骨者，死。口鼻气出，唇反无文，色黑似煤，皮毛干焦，爪甲枯折者，三日死，此肺脏绝也。面白毛折者，死。发直如麻者，半日死。

肾病面黑，如乌羽或如黑漆而泽者，生。如炲③，如炭煤，耳色萎黄，兼卒呻吟，四日死。面黑齿痛，两目如盲，自④汗如水，腰折沉重，皮肉濡结，发无润泽者，四日死，此肾脏绝也。病人骨绝，齿如熟豆，一日死。耳目口鼻黑色起者，死。面黑目白者，八日死。面肿苍黑者，死。脊痛腰重，不能反复者，死。面黑，齿长而垢，腹胀闭，不得息，善噫善呕，皮毛焦，肾脏绝也。

大凡黄赤为热，白黑为寒，青黑为痛。

病人脚趺⑤肿起，身体沉重，卒失屎溺，妄语错乱，忽作尸臭，阴囊皆肿，口反张，爪甲黑，两目直视，皆死

---

① 背食：背向食物，谓不欲饮食。《脉诀刊误》卷下："唇青体冷又遗尿，背面饮食四日期。"

② 如垩（è 恶）：形容色白而无泽。垩，白土。

③ 如炲（tái 台）：形容色黑而无泽。炲，烟气凝积而成的黑灰。

④ 自：原作"白"，据庆安本、三三本改。

⑤ 脚趺：足背。

证也。头倾视深，精气将夺，谓项不能举，天柱骨折也。转腰不能，肾气已惫。背曲肩随，腑气已坏。其音嘶者，是气不朝肺。声散者，肺损也。凡见此证，不出三岁。

攻昧知病法

好食酸则肝病，好食苦则心病，好食甘则脾病，好食辛则肺病，好食咸则肾病，好食热则内寒，好食冷则内热。

原　梦

肝气盛则梦怒，心气盛则梦喜，脾气盛则梦歌乐，肺气盛则梦哭，肾气盛则梦恐惧。上虚则梦堕，下虚则梦飞。阳盛则梦大火而燔灼，阴盛则梦大水而恐惧，阴阳俱虚则梦相杀毁伤。甚饱则梦予，甚饥则梦取。短虫多则梦聚众，长虫多则梦相击毁伤。

王叔和《脉诀》，余于其滑、实、弦、紧四脉有疑焉。滑弦之脉，略论于前，而实紧之脉未尽释。张仲景以浮紧为伤寒，用之常验矣。独实脉或以为热，或以为寒，余谓实不当以寒言，姑并录之，以俟明哲者。

校注后记

《察病指南》是一部以脉诊为主，兼及一般诊法的中医诊断学著作，条理清晰，阐述简明，不仅是脉学理论和实践应用的启蒙书，又是临床医生必备的中医诊断指南，在中医诊断学史上有一定影响。

一、作者生平

《察病指南》成书于1241年，作者施发，字政卿，号桂堂，南宋永嘉（今属浙江）人，史志无载，生平不详。据《察病指南》自序："余自弱冠，有志于此，常即此与举业并攻。迨夫年将知命，谢绝场屋，尽屏科目之累，专心医道"；其所著《续易简方论》题词言："予与德肤蚤岁有半面之好"。前者提示，施发年轻时习儒同时开始学习医学，中年以后放弃科考，专心医道，行医著书；后者可见施发与王硕（字德肤）也有交往。另有《永嘉医派》林序记载："永嘉医派，以陈言无择为核心，以其弟子王硕、孙志宁、施发、卢祖常、王晔等为骨干"，进一步说明施发在永嘉医派中的地位及与陈无择的师承关系。施氏除撰本书外，还撰有《续易简方论》《本草辨异》，后者已佚。

二、成书背景

《察病指南》成书于宋·淳祐元年，正是宋代经济快速发展时期。随着全国政治、经济、文化中心南移，南宋时期温州的经济繁荣、文化发达，也使永嘉经济得到飞速发展，经济繁荣的同时也带动了教育的兴起，南宋前期温州及各县除府学、县学外，书院很多，读书人有数万之多，三年一次的科举考试，一场考生有8000余人，可见温州地区教育发达，人才济济。这些人中有的弃仕从医，有的亦仕亦医，为医学提供了人才来源。施发就是其中的一例，中年放弃科考而专心医道。唐宋时期方书众多，如《千金要方》《千金翼方》《外台》《太平圣惠方》等，医者偏爱方书，往往忽视理论的探讨。南宋时永嘉出现了如陈无择著《依源指治》《三因极一病证方论》，施发著《察病指南》，形成注重理论研究的"永嘉医派"。

三、版本流传

本书虽撰成于南宋，但其早期刊本已不可复见。大约在明末清初，当日本江户时期，本书传入日本，但不知是何种版本。据《中国中医古籍总目》记载，目前存世较早的版本，只有两种日本江户时代的重刻本，其一是日本正保三年（1646）中野小左卫门刻本（简称"正保本"），其二是日本庆安二年（1649）林甚右卫门刻本（简称"庆安本"）；另有一种无出版标记的日本刊本。另有两种为晚清、民国时期的国内版本，其一是收载于三三医书的清代版本（简称"三三本"），其二是民国早期的石印本，即1926年中华新教育社本（简称"新教本"）；另有抄本一种。

在本次研究中能查阅到与使用到的版本主要有四种：①日本正保三年（1646）中野小左卫门刻本。②日本庆安二年（1649）林甚右卫门刻本。③1926年上海中华新教育社石印本。④《三三医书》本。经比对以上版本，以"正保本"与"庆安本"为优，二版本年代均早，全书内容无缺漏，版面字迹清晰。"新教本"正文前之序较上二版本脱漏赵与谂序。"三三本"，裘庆元辑，内容稍有缺漏，如卷中33种脉图未有标出，而在33种相应脉名前以一、二……的序号标识，该版本中正文内容也稍有脱字。

四、校勘注释情况

由于"正保本"为现存版本之年代最早，全书内容缺漏较少，且版面字迹较清晰等优点，故选择此版本为底本，查阅到的其余三种版本同为主校本。校勘以对校为主，结合理校、他校。对底本之脱误、损坏之处进行了校勘，对有关疑难字词进行了必要的诠注，并以简体汉字重新排版，便于阅读。

五、主要学术特点

1. 简明实用，临床诊病指南　本书最大的特点是以简明为要，作为诊察疾病之指南，卷上开篇"十二经总括"，阐明左右手寸关尺脉的十二经归属和神志、方位、声音、色嗅味、卦数等的配属以及主病，以告诉后学通过取类比象的归类、间接推演等方法来灵活掌握中医的精髓——整体观，在生理上相互联系，在病理上相互影响。在中医诊法中，望、问、闻三诊容易知晓，而切诊往往"心中易了，指下难明"，施氏以脉诊为重点，对三部九候、四季常脉、四季相克脉、四时虚实脉及下指轻重、下指疏密等法一一叙述，简明扼要。还对一些特殊脉象加以重点提示，如"男女反脉""观人形性脉法""察平人损至脉法""诊暴病脉法""辨杂病脉吐汗温利可否法"等，且言辞简明，往往只用数语表达，既要言不烦，又切合实际。卷中则集中阐述七表八里九道七死脉，七表脉属阳，为浮、芤、滑、实、弦、紧、洪七脉。八里脉属阴，为微、沉、缓、涩、迟、伏、濡、弱八脉。九道脉则属阳者二，即长、促二脉，属阴者七，即短、虚、结、牢、动、细、代脉。七死脉，即釜沸脉、鱼翔脉、虾游脉、屋漏脉、雀啄脉、解索脉、弹石脉。论述中将每脉的指下特征，各脉象相应的主病与症状阐述详明。卷下针对临床一些常见的伤寒类、瘟病类、热病类、水病类、消渴类、泄泻类、咳嗽类、血类、金疮类、坠压类诸病阐述了各病的症状及生死预后脉法。还论及了妇人、小儿的常见病与杂病，足以临床各科之参考。本书虽以脉诊为主，但也论及了望诊、问诊、闻诊，如"察五脏色知生死诀"下言：肝病面青如翠羽，或如苍玉之泽者生，如蓝，如地苔，如草滋，如枯草，眼眶陷入者，三日死。另如"攻味知病法"下云：好食酸则肝病，好食苦则心病，好食甘则脾病，好食辛则肺病，好食咸则肾病，好食热则内寒，好食冷则内热。还如"听声验病诀"下曰：声悲是肝病，声雄是心病，声慢是脾病，声促是肺病，声沉是肾病。虽然提及不多，但简明扼要。

2. 附以脉图，形象直观易记　脉象是手指感觉脉搏跳动的形象，或称为脉动应指的形象。包括频率、节律、充盈度、通畅的情况、动势的和缓、波动的幅度等。它的形成，与脏腑气血关系密切。如心主血脉，肺朝百脉，脾统血，肝藏血，肾精化血等功能变化，均可导致脉象的改变，不同的脉象可反映出脏腑气血的生理及病理变化。故如何正确地描述脉象变化的正确与否，直接关系到对疾病的病位、性质、邪正盛衰与预后吉凶的判断。有关脉象的记述，历代文献中主要以语言文字，通过比喻和描述来阐述各种脉象的特征，如：洪脉极大，状若波涛，来盛去衰。滑脉，往来流利，如珠走盘，应指圆滑。但也有医家为了避免语言表达的不清，有用图象示意的方法来表达，《察病指南》即是现存较早运用图解来表示各种脉象的著作，书中将三十三种不同的脉象生动地用不同的图象对应描述，形象直观易记。目前对于记载脉图最早的著作有不同的说法，有认为《察病指南》（1241 年）为最早的，也有认为南宋许叔微所著的《仲景三十六种脉法图》（1132 年）为最早的，经张同君考证，认为《脉法微旨》的学术内容与许叔微学术观点完全一致，确认《脉法微旨》是《仲景三十六种脉法图》的一种传抄本，也即认为我国医学史上记载脉图最早的著作应是《仲景三十六种脉法图》，这样我国现存脉图的历史就要提早百余年。该书的脉图虽然不是首创，但在本书中如此巧妙地在各脉脉名前插入形象生动、简明易懂好记的脉象图，实是施氏大胆的设计与构思，符合本书作为临床察病之指南的编写特色，值得后人学习与借鉴。

总 书 目

医 经

内经博议

内经提要

内经精要

医经津渡

素灵微蕴

难经直解

内经评文灵枢

内经评文素问

内经素问校证

灵素节要浅注

素问灵枢类纂约注

清儒《内经》校记五种

勿听子俗解八十一难经

黄帝内经素问详注直讲全集

基础理论

运气商

运气易览

医学寻源

医学阶梯

医学辨正

病机纂要

脏腑性鉴

校注病机赋

内经运气病释

松菊堂医学溯源

脏腑证治图说人镜经

脏腑图说症治合璧

伤寒金匮

伤寒考

伤寒大白

伤寒分经

伤寒正宗

伤寒寻源

伤寒折衷

伤寒经注

伤寒指归

伤寒指掌

伤寒选录

伤寒绪论

伤寒源流

伤寒撮要

伤寒缵论

医宗承启

桑韩笔语

伤寒正医录

伤寒全生集

伤寒论证辨

伤寒论纲目

伤寒论直解

伤寒论类方　　　　　　　脉义简摩

伤寒论特解　　　　　　　脉诀汇辨

伤寒论集注（徐赤）　　　脉学辑要

伤寒论集注（熊寿试）　　脉经直指

伤寒微旨论　　　　　　　脉理正义

伤寒溯源集　　　　　　　脉理存真

订正医圣全集　　　　　　脉理宗经

伤寒启蒙集稿　　　　　　脉镜须知

伤寒尚论辨似　　　　　　察病指南

伤寒兼证析义　　　　　　崔真人脉诀

张卿子伤寒论　　　　　　四诊脉鉴大全

金匮要略正义　　　　　　删注脉诀规正

金匮要略直解　　　　　　图注脉诀辨真

高注金匮要略　　　　　　脉诀刊误集解

伤寒论大方图解　　　　　重订诊家直诀

伤寒论辨证广注　　　　　人元脉影归指图说

伤寒活人指掌图　　　　　脉诀指掌病式图说

张仲景金匮要略　　　　　脉学注释汇参证治

伤寒六书纂要辨疑

伤寒六经辨证治法　　　　**针灸推拿**

伤寒类书活人总括　　　　针灸节要

张仲景伤寒原文点精　　　针灸全生

伤寒活人指掌补注辨疑　　针灸逢源

诊　　法　　　　　　　备急灸法

脉微　　　　　　　　　　神灸经纶

玉函经　　　　　　　　　传悟灵济录

外诊法　　　　　　　　　小儿推拿广意

舌鉴辨正　　　　　　　　小儿推拿秘诀

医学辑要　　　　　　　　太乙神针心法

　　　　　　　　　　　　杨敬斋针灸全书

本　草

药征

药鉴

药镜

本草汇

本草便

法古录

食品集

上医本草

山居本草

长沙药解

本经经释

本经疏证

本草分经

本草正义

本草汇笺

本草汇纂

本草发明

本草发挥

本草约言

本草求原

本草明览

本草详节

本草洞诠

本草真诠

本草通玄

本草集要

本草辑要

本草纂要

药性提要

药征续编

药性纂要

药品化义

药理近考

食物本草

食鉴本草

炮炙全书

分类草药性

本经序疏要

本经续疏

本草经解要

青囊药性赋

分部本草妙用

本草二十四品

本草经疏辑要

本草乘雅半偈

生草药性备要

芷园臆草题药

类经证治本草

神农本草经赞

神农本经会通

神农本经校注

药性分类主治

艺林汇考饮食篇

本草纲目易知录

汤液本草经雅正

新刊药性要略大全

淑景堂改订注释寒热温平药性赋

用药珍珠囊　珍珠囊补遗药性赋

方　书

医便

卫生编

袖珍方

仁术便览

古方汇精

圣济总录

众妙仙方

李氏医鉴

医方丛话

医方约说

医方便览

乾坤生意

悬袖便方

救急易方

程氏释方

集古良方

摄生总论

摄生秘剖

辨症良方

活人心法（朱权）

卫生家宝方

见心斋药录

寿世简便集

医方大成论

医方考绳愆

鸡峰普济方

饲鹤亭集方

临症经验方

思济堂方书

济世碎金方

揣摩有得集

亟斋急应奇方

乾坤生意秘韫

简易普济良方

内外验方秘传

名方类证医书大全

新编南北经验医方大成

临证综合

医级

医悟

丹台玉案

玉机辨症

古今医诗

本草权度

弄丸心法

医林绳墨

医学碎金

医学粹精

医宗备要

医宗宝镜

医宗撮精

医经小学

医垒元戎

证治要义

松厓医径

扁鹊心书

素仙简要

慎斋遗书

折肱漫录

济众新编

丹溪心法附余

方氏脉症正宗

世医通变要法

医林绳墨大全

医林纂要探源

普济内外全书

医方一盘珠全集

医林口谱六治秘书

识病捷法

温　病

伤暑论

温证指归

瘟疫发源

医寄伏阴论

温热论笺正

温热病指南集

寒瘟条辨摘要

内　科

医镜

内科摘录

证因通考

解围元薮

燥气总论

医法征验录

医略十三篇

琅嬛青囊要

医林类证集要

林氏活人录汇编

罗太无口授三法

芷园素社痎疟论疏

女　科

广生编

仁寿镜

树蕙编

女科指掌

女科撮要

广嗣全诀

广嗣要语

广嗣须知

孕育玄机

妇科玉尺

妇科百辨

妇科良方

妇科备考

妇科宝案

妇科指归

求嗣指源

坤元是保

坤中之要

祈嗣真诠

种子心法

济阴近编

济阴宝筏

秘传女科

秘珍济阴 外科真诠

黄氏女科 枕藏外科

女科万金方 外科明隐集

彤园妇人科 外科集验方

女科百效全书 外证医案汇编

叶氏女科证治 外科百效全书

妇科秘兰全书 外科活人定本

宋氏女科撮要 外科秘授著要

茅氏女科秘方 疮疡经验全书

节斋公胎产医案 外科心法真验指掌

秘传内府经验女科 片石居疡科治法辑要

儿　科

伤　科

婴儿论 正骨范

幼科折衷 接骨全书

幼科指归 跌打大全

全幼心鉴 全身骨图考正

保婴全方 伤科方书六种

保婴撮要

活幼口议 ## 眼　科

活幼心书 目经大成

小儿病源方论 目科捷径

幼科医学指南 眼科启明

痘疹活幼心法 眼科要旨

新刻幼科百效全书 眼科阐微

补要袖珍小儿方论 眼科集成

儿科推拿摘要辨症指南 眼科纂要

银海指南

外　科

明目神验方

大河外科 银海精微补

医理折衷目科

证治准绳眼科

鸿飞集论眼科

眼科开光易简秘本

眼科正宗原机启微

咽喉口齿

咽喉论

咽喉秘集

喉科心法

喉科杓指

喉科枕秘

喉科秘钥

咽喉经验秘传

养　生

易筋经

山居四要

寿世新编

厚生训纂

修龄要指

香奁润色

养生四要

养生类纂

神仙服饵

尊生要旨

黄庭内景五脏六腑补泻图

医案医话医论

纪恩录

胃气论

北行日记

李翁医记

两都医案

医案梦记

医源经旨

沈氏医案

易氏医按

高氏医案

温氏医案

鲁峰医案

赖氏脉案

瞻山医案

旧德堂医案

医论三十篇

医学穷源集

吴门治验录

沈芊绿医案

诊余举隅录

得心集医案

程原仲医案

心太平轩医案

东皋草堂医案

冰壑老人医案

芷园臆草存案

陆氏三世医验

罗谦甫治验案

临证医案笔记

丁授堂先生医案

张梦庐先生医案

养性轩临证医案　　　医学辩害

养新堂医论读本　　　医经允中

祝茹穹先生医印　　　医钞类编

谦益斋外科医案　　　证治合参

太医局诸科程文格　　宝命真诠

古今医家经论汇编　　活人心法（刘以仁）

莲斋医意立斋案疏　　家藏蒙筌

医　史

心印绀珠经

医学读书志

雪潭居医约

医学读书附志

嵩厓尊生书

综　合

医书汇参辑成

元汇医镜　　　　　罗氏会约医镜

平法寓言　　　　　罗浩医书二种

寿芝医略　　　　　景岳全书发挥

杏苑生春　　　　　新刊医学集成

医林正印　　　　　寿身小补家藏

医法青篇　　　　　胡文焕医书三种

医学五则　　　　　铁如意轩医书四种

医学汇函　　　　　脉药联珠药性食物考

医学集成　　　　　汉阳叶氏丛刻医集二种